本著作得到以下项目经费支持：
湖南省科技厅自然科学基金面上项目（2024JJ5469）
湖南省科技厅自然科学基金青年项目（2024JJ6563）

U0325199

试管婴儿 365问

主编 刘丹 王道 王琴

CS K 湖南科学技术出版社·长沙

《试管婴儿365问 》
编委会

主 审

李亚敏　　　陈建林

主 编

刘 丹　　　王 道　　　王 琴

副主编

叶 昆　　　赵 红　　　贺琳妍　　　彭词艳

吴 轩　　　刘 娟

编 者

刘 丹	王 道	王 琴	叶 昆
杨 波	彭词艳	吴 轩	贺琳妍
刘 娟	罗月湘	杨 滢	钟若涵
孙淑娟	刘瑾钰	刘雨芩	陈景飞
王慧平	肖咏蓓	季静芬	刘 丽
宋 甜	宾 朗	叶 纯	熊晶晶
钟伯玲	张 婧	冯 勇	

绘 图

李 琼

前　言

　　近年来，随着社会经济的飞速发展、生活节奏的加快、环境污染问题的加剧，以及晚婚晚育现象的普遍，不孕不育的情况日益增多。根据中国人口协会、原国家卫生和计划生育委员会联名发布的《中国不孕不育现状调研报告》显示，中国的不孕不育率从20年前的2.5%～3%攀升到12.5%～15%，不孕不育夫妇数量已超过5 000万人次。这意味着，如今平均每8对夫妻中，就有1对正面临着不孕不育的困扰。

　　不孕不育不仅给患者带来了巨大的心理压力，也对家庭的稳定和幸福造成深远影响。而可喜的是，辅助生殖技术在保障国家人口稳定增长及社会安全方面扮演着举足轻重的作用。《"健康中国2030"规划纲要》中明确指出，要坚持以维护和促进人民群众生殖健康为核心，以保障医疗安全为前提，统筹规划各类辅助生殖技术的应用。2023年8月16日，国家卫生健康委员会、国家发展和改革委员会等17个部门联合发布《关于进一步完善和落实积极生育支持措施的指导意见》，强调推动医疗机构通过辅助生殖技术等手段，为群众提供有针对性的服务，从而提高优生优育服务水平。

　　尽管辅助生殖技术在中国起步相对较晚，但其发展迅速，经过三十多年的不懈努力，中国已跻身国际生殖医学领域的前列。随着新理论、新技术的不断涌现和广泛应用，辅助生殖技术已逐渐发展成为一个拥有独特诊疗体系和成熟理论基础的学科。越来越多的不孕不育患者选择采用辅助生殖技术来实现妊娠梦想。对于接受辅助生殖技术治疗的妇女而言，确保母婴妊娠安全、提高妊娠率和新生儿出生率尤为关键。然而，许多患者在备孕过程中常因各种压力而导致情绪紧张、焦虑，这在一定程度上对妊娠成功率产生负面影响。因此，加强患者健康教育、心理疏导显得尤为重要。

试管婴儿技术作为辅助生殖技术的重要一环，为解决这一问题提供了关键的技术支持。该技术涉及多个学科领域，治疗过程复杂且耗时，每个治疗环节都至关重要，任何环节的疏忽都可能对治疗效果产生直接影响。为了帮助患者更好地理解和配合治疗，中南大学湘雅二医院妇产科生殖医学中心团队组织编写了本书。本书旨在帮助患者全面了解试管婴儿助孕治疗的整个流程，减少患者在就医过程中的困惑和弯路，节省宝贵的时间与金钱。同时，通过提高患者的治疗依从性和配合度，缓解其在就诊期间的紧张焦虑情绪，进而提升试管婴儿助孕的成功率。

本书采用问答形式，从备孕计划到试管婴儿治疗全过程，以及验孕、产检等环节精心整理和归纳了患者关心的 365 个高频问题，用通俗易懂的语言和趣味插图，以图文并茂的方式深入浅出地解答试管婴儿相关的各种疑问。一问一答的形式简洁明了，让备孕的夫妻都能轻松理解，既具有广泛的普及性，又具备很强的实用性。我们衷心希望本科普书能成为试管婴儿患者助孕路上的指明灯，为她们的好"孕"之旅指引方向。

鉴于编者的水平和编写时间的限制，书中难免存在疏漏之处。我们诚挚地欢迎广大读者和同行提出宝贵的批评和建议，以便我们持续改进，为更多的不孕不育者提供更优质的服务和帮助。

编者

2024 年 5 月

目　录

第一章

做好备孕计划
——赢在起跑线上

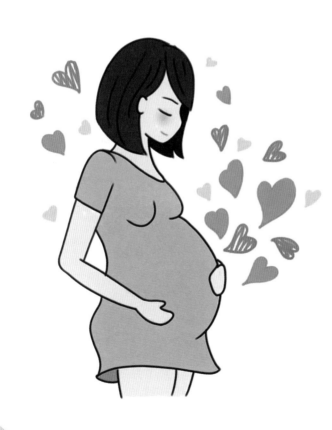

1 正常生育需要具备哪些条件？

生育是人类得以繁衍、生生不息的基本生理功能，人类的生殖过程主要包括精子和卵子在输卵管内相遇结合成受精卵，受精卵分裂发育成胚胎，再通过输卵管的蠕动和纤毛的活动将胚胎顺利送达子宫，胚胎在子宫内膜着床发育直至分娩。所以，正常生育要有健康的精子和成熟的卵子、输卵管功能正常、子宫内膜环境正常以及正常的性生活。

2 什么是孕前检查？备孕夫妻为什么建议先做孕前检查？

孕前检查是科学备孕重要的一环，备孕夫妻可以通过检查了解自身的健康状况，及时发现可能影响生育的风险因素，从而接受针对性的优生优育咨询指导。孕前检查首先就是生育力检查，系统全面的生殖系统检查可以评估夫妻双方的生育能力，帮助准爸爸准妈妈们在怀孕前能发现异常情况并及时治疗，将身心调适到最佳状态。

此外，如夫妻一方或者双方患有家族遗传性疾病或染色体疾病不要隐瞒。专业的遗传咨询和产前诊断可以将遗传病的风险降到最低。同时，准妈妈患高血压、糖尿病、甲状腺功能异常、贫血、乙型病毒性肝炎（简称乙肝）等疾病也会影响孩子的健康。因此，一定要在医生的指导下积极调理身体，以最好的状态迎接孩子的到来。

3 备孕多久不受孕就可诊断为不孕症？

育龄期男女同居一年以上，有正常性生活，且没有采用任何避孕措施的情况下，未能受孕称为不孕症。这时候夫妻双方应到正规医院就诊，查找不孕不育的原因。

4 常见女性不孕、男性不育原因有哪些？

自然受孕过程中，任何一个或多个环节异常均可造成不孕不育。不孕症女方因素约占40%，男方因素占30%～40%，男女双方因素占20%，不明原因占5%～10%。

常见女性不孕的原因有：①排卵障碍，如多囊卵巢综合征、闭经卵巢早衰及卵泡不破裂黄素化综合征；②盆腔炎症引起的输卵管粘连、阻塞等；③子宫内膜异位症、子宫腺肌病；④子宫内膜炎症、息肉、宫腔粘连等；⑤

生殖道先天畸形；⑥子宫黏膜下肌瘤；⑦免疫性原因等。

常见男性不育的原因有：①无精症；②各种原因导致的严重少、弱、畸精症；③性功能异常，如阳痿、早泄、不射精等；④免疫性不育等。

5 女性最佳生育年龄是多少岁？

女性最佳生育年龄为 22 ~ 29 岁，35 岁以后生育能力下降，40 岁后卵子迅速老化，随着年龄的增长，卵巢储备功能下降，卵子数量及质量变差。

6 "富态点好生养"，备孕期间需要控制体重吗？

备孕期间是需要进行体重管理的，要避免肥胖。肥胖容易诱发高血压、高脂血症、糖尿病，更重要的是会影响受孕，引起内分泌失调，会干扰女性的月经周期和排卵，从而影响受孕。体重指数 [体重（kg）/ 身高^2（m）] 在 18.5 ~ 23.9 kg/m^2 内属正常（表 1-1）。科学地控制体重，合理饮食，营养均衡对身体健康是非常重要的。

表 1-1 肥胖程度的体重指数指标

胖瘦程度	WHO 标准 /（kg/m^2）	亚洲标准 /（kg/m^2）	中国标准 /（kg/m^2）	相关疾病发病危险性
偏瘦	< 18.5	< 18.5	< 18.5	低
正常	18.5 ~ 24.9	18.5 ~ 22.9	18.5 ~ 23.9	平均水平
超重	≥ 25.0	≥ 23.0	≥ 24.0	略增
偏胖	25.0 ~ 29.9	23.0 ~ 24.9	24.0 ~ 27.9	增加
肥胖	30.0 ~ 34.9	25.0 ~ 29.9	≥ 28.0	中度增加
重度肥胖	35.0 ~ 39.9	≥ 30.0	—	严重增加
极重度肥胖	≥ 40.0	—	—	非常严重增加

7 决定试管婴儿助孕了，还需要减重吗？

即使准备行试管婴儿助孕了，肥胖人群的结局也会因为体重受到不良影响。有研究证明，与体重指数正常的女性相比，肥胖女性其临床妊娠率及活产率显著降低，流产率明显增高。

为了提高试管婴儿的成功率，建议在医生的指导下进行科学减重。想要减肥成功就得管住嘴迈开腿，保持营养均衡，可去营养科在医生的指导下制订每天的热量摄取以及饮食方案，其次要通过运动提高代谢。肥胖患者在辅助生殖助孕前，如果短期内减重质量≥ 3 kg，可以使成熟的卵子比例增加，并增加活产率。

8 维生素 D 缺乏也会影响受孕吗？

维生素 D 缺乏会影响受孕（图 1-1）。维生素 D 在女性生育过程中扮演着重要的角色，具体影响主要体现在以下几个方面：

（1）维生素 D 能参与子宫内膜基质细胞 *HOX* 基因的表达，对子宫内膜容受性及胚胎种植产生影响。如果女性体内维生素 D 缺乏，可能会导致子宫内膜容受性降低，胚胎种植困难，从而增加受孕的难度。

（2）维生素 D 还会影响女性卵巢功能，包括影响芳香化酶、3β - 羟基类固醇脱氢酶（3β -HSD）表达、雌孕激素合成等，进而影响卵巢性激素含量，卵泡成熟与排卵。维生素 D 缺乏可能会导致卵巢相关功能异常，排卵出现异常，从而影响女性正常受孕。

（3）维生素 D 在母胎免疫调节活动中也发挥着作用，能够调节细胞因子和相关蛋白，保持细胞因子的平衡，有助于正常受孕。如果体内缺乏维生素 D，可能会导致细胞因子失衡，抗磷脂抗体、自然杀伤细胞增多，增加流产的风险，从而影响受孕。

此外，维生素 D 缺乏还可能引起一些其他症状，如睡眠障碍、容易惊醒、出汗增多等，这些症状也可能间接影响女性的生育能力。

因此，对于有妊娠需求的女性，建议注意补充维生素 D，但也要避免补充过度，以免引发其他问题。平时可以适量摄入富含维生素 D 的食物，如鱼肝油、牛奶、鸡蛋等，同时增加户外活动，让皮肤充分暴露在阳光下，有助于自然合成维生素 D。

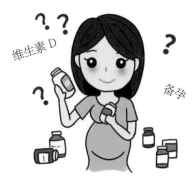

图 1-1　维生素补充

9 哪一类人群容易出现维生素 D 缺乏?

维生素 D 缺乏主要发生在受日光照射不足、缺少食物来源的人群中。此外,胃肠道疾病、肝病、肾病等都能引起维生素 D 缺乏。总的来说,容易缺乏维生素 D 的有以下几类人群:

(1)户外活动少的人,如长期待在室内的老人、在室内工作的白领、夜班人员等。

(2)纯素食者、乳糜泻患者。

(3)服用某些抗癫痫药者。

(4)其他危险因素,如高纬度、缺乏日照、皮肤黑、高龄、肥胖等。

10 备孕期间能接种疫苗吗?

备孕期间是否能接种疫苗及其注意事项,主要取决于疫苗的种类和女性体质。常见的灭毒活性疫苗,如乙型肝炎疫苗、百白破疫苗等,对女性及胎儿不会有影响,在备孕期间可以接种。而减毒活疫苗因可能具有潜在致病危险,在注射后建议间隔一段时间再备孕,待疫苗活性成分从身体完全代谢后再受孕,避免给胎儿带来不良影响。另外,活疫苗如麻疹疫苗、风疹疫苗可能对孕早期胎儿造成影响,在备孕怀孕期间均要避免使用。

所以,建议在接种疫苗前,先去医院进行相关检查,确保身体没有受孕和不适的情况下再接种。

11 如何做好不孕不育防治健康教育?

不孕不育是由多种因素导致的生育障碍状态,我国不孕不育率从 20 年前的 2.5% ~ 3% 攀升到 12.5% ~ 15%,不孕不育防治健康教育是一项重要的工作,通过提高大众对不孕不育问题的认识,促进健康的生活方式和行为习惯,降低不孕不育的发生率。建议从以下方面做好不孕不育防治健康教育:

(1)普及不孕不育知识:通过图册、健康教育课堂、视频等多种形式进行不孕不育相关知识的普及,让人们了解不孕不育的治疗。强调早期发现和治疗的重要性,提醒人们定期进行妇科检查,及时发现并治疗可能导致不孕不育的疾病。

(2)提倡健康生活方式:提倡健康的饮食习惯,要多摄入富含营养的食物,如新鲜水果、蔬菜、全谷类食物等,避免过度摄入油腻、辛辣等刺激性食物。

坚持适度运动，如散步、慢跑、游泳等，增强体质。养成良好的作息习惯，保证充足的睡眠时间，避免熬夜、过度劳累等不良习惯。

（3）关注心理状况：备孕人群往往承受了来自家庭、社会的各种压力，要鼓励保持积极乐观的心态，避免过度焦虑、紧张等负面情绪。并为不孕患者开通心理咨询服务，帮助不孕不育患者缓解心理压力，增强信心，积极配合治疗。

（4）加强性教育：将关爱端口前移，让人们及时了解生殖系统的结构和功能，掌握正确的避孕方法，避免意外受孕和人工流产手术对生育能力的影响。强调性卫生的重要性，提醒人们注意性生活的卫生和安全，预防性传播疾病。

（5）提供专业指导和支持：建立不孕不育防治咨询门诊，提供专业的咨询和指导服务，为患者答疑解惑。还可以建立患者沟通平台，让患者能够相互支持、分享经验，共同面对不孕不育问题。

12 备孕期间女方要如何科学合理补充叶酸呢？

叶酸作为一种孕期营养增补剂，可减少胎儿神经管缺陷的发生概率，并降低其他类型的出生缺陷，因此孕期补充叶酸很重要。叶酸最好从孕前 3 个月开始遵医嘱服用，直至孕 12 周，因为孕早期（孕 12 周内）是胎儿神经系统发育的高峰期，此时对于叶酸的需求量也有所提高。当然，意外怀孕的妈妈们也不要惊慌，发现怀孕后及时补充叶酸即可，叶酸并非越多越好，过量服用也会有副作用。

13 甲状腺功能亢进症会影响受孕吗？

甲状腺功能亢进症简称甲亢，是指甲状腺腺体本身分泌过多甲状腺激素引起体内甲状腺素过高，可以引起身体代谢活动加快，是神经、消化等系统交感神经兴奋性增高和代谢亢进的内分泌疾病。

首先，对于女性来说，甲亢可能会导致月经周期异常以及排卵功能异常，出现月经量过少、闭经引起月经不规律，甚至闭经，从而影响受孕。对于男性来说，甲亢会出现生精功能障碍、性欲减退、阳痿等情况，从而导致不育。

其次，在孕早期，甲亢可能导致胎儿畸形、流产和发育停止。孕中后期容易发生早产、胎儿宫内窘迫等。其流产率和早产率明显高于正常孕妇。

最后，甲亢孕妇在怀孕期间可能会面临病情加重的风险，因为体内激素水平的变化，甲亢相关的症状可能会进一步加重，会出现心慌、气短、乏力、失眠等症状，严重者还有可能出现甲状腺危象、甲亢性心脏病等情况。这些对胎儿和孕妇都是风险因素。

所以，对于有甲亢的育龄妇女来说，要积极配合医生的治疗和定期监测，要在甲状腺功能正常、病情稳定后再妊娠，以减少不良妊娠结局。

14 甲状腺功能减退症会影响受孕吗？

甲状腺功能减退症简称甲减，是由各种原因引起甲状腺素的合成、分泌减少或组织利用障碍而导致的一组全身性低代谢综合征，甲减对怀孕会产生一定的影响。

首先，对于女性来说，甲减可能会出现月经不规律、月经量减少，甚至闭经等症状，会导致女性生育力下降。

其次，在孕早期，如果甲减得不到良好治疗和控制，还会增加流产风险。此外，还会增加早产、妊娠高血压、贫血等并发症的发生。

最后，孕期胎儿的脑发育主要依赖甲状腺激素，尤其是在孕早期。如果孕母甲减不治疗，会导致胎儿智力发育障碍、生长发育延缓，增加胎儿畸形和智力低下的风险。

所以，建议在备孕前进行相关检查，如发现甲减及时治疗，有效降低风险，并在怀孕期间密切观察甲状腺功能情况，在医生的指导下进行药物调整。

15 男性精液检查前需要做好哪些准备？

对于男性来说，无论是育前检查，还是利用辅助生殖技术生育孩子，留取精液标本都是必不可少的环节。但是，许多前来就诊检查的男性患者，经常因为各种情况无法留精，只能往返多次，徒增不便。为保证顺利取精，应当注意以下几点：

（1）在检查前，应当避免酗酒、过度劳累、服用对精子有抑制作用的药物等，心态要放松，保持身体状态良好。

（2）禁性生活时间长短直接影响射精排出的精子数目和占精液 90% 的精浆量。禁性生活时间小于 48 小时则精子数量和精液量明显较少，不成熟的精子增多；禁性生活时间大于 7 天，则畸形精子和不动精子增多，因而精子精液检查前应当禁性生活 2 ~ 7 天。

（3）目前最主要的采精方法是男性在取精室内手淫取精，在取精前应当洗净双手及外阴，将精液完整地留到取精杯内送检，不要遗漏。通过性交体外排精或者普通安全套留取标本，均不可行，因为通过这类方法易破坏标本的完整性和精子活力等。

（4）取精困难的情况可以提前告知医务人员。

16 备孕期间，饮食和生活习惯上有什么需要注意的吗？

备孕，是人们即将准备迎接新生的一个关键时期，为了尽快迎接好"孕"的到来，以下饮食及生活习惯建议可以为好"孕"加油：①控制摄入总热量，保持食物的多样性；②低盐低钠饮食，少吃烟熏制品，培养清淡的饮食习惯，高嘌呤的动物内脏要加以限制；③多食新鲜的蔬菜和高纤维饮食，保证适量水果的摄入；④减少碳酸饮料、含糖高饮料的摄入，戒烟戒酒，合理进行运动（图1-2）。

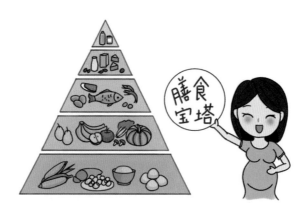

图 1-2　膳食宝塔图

17 准备怀孕啦，可爱的小宠物要不要送人呢？

"怀孕能否养宠物？"这一直是个争议很高的话题。人们主要是担心宠物身上可能会有弓形虫直接威胁到腹中胎儿的健康。弓形虫的传染源主要是人和动物，在动物中的主要传染源是猫，在人类的主要传染源则是孕妇，主要传播途径为：经口感染、垂直感染、伤口感染、血液感染。

如果怀孕了，必须放弃宠物吗？宠物中猫是弓形虫唯一的终宿主，其粪便可以传播弓形虫病，如果接触猫的粪便或者吸入含弓形虫卵的空气微粒有可能引起感染，建议孕妇家中不要养猫，如果一定要养可由家人代劳，定期给猫驱虫，每天更换猫砂盆，弓形虫在猫的粪便中脱落 1 ~ 5 天后才具有传染性，所以每天清理粪便格外重要。

而狗可能携带狂犬病病毒和寄生虫，定期接种狂犬病疫苗和驱虫治疗也是预防感染的有效方法。对于长期饲养的宠物，在接受了定期检查及规范免疫的前提下，可以继续安全饲养。但是要注意在接触过程中避免亲密接触、抓伤。

18 为什么一年以上不受孕的夫妻，医生建议女方做子宫输卵管造影检查？检查时有哪些注意事项呢？

输卵管是连接子宫腔和卵巢的重要通道，承担着运输卵子、精子和受精卵的重要作用，直接影响妊娠的成功与否。未怀孕时进行输卵管检查，主要是为了评估输卵管的功能状态，确定是否存在影响受孕的因素，并根据检查结果制订治疗方案。

子宫输卵管造影检查是在月经干净 3 ~ 7 天进行，检查前 3 天及检查后 2 周避免性生活，输卵管检查前需要完善血常规、白带常规、传染性疾病的检查，排除炎症的急性期。在输卵管检查后 1 周内，出现少量阴道出血属于正常现象，不用过于担心，如出血量大或有其他不适，要及时就医。

19 支原体阳性也会影响受孕吗？

支原体是最小的原核细胞微生物，它没有细胞壁，大小介于细菌和病毒之间，可呈现多种形态，因能够变成丝状或分歧状，所以被命名为支原体（图 1-3）。如果检查结果为支原体阳性，但患者本身无临床症状，可判断仅仅是支原体携带者，并不致病，不需要治疗；若结果为支原体阳性，并伴随不适症状（下腹痛、尿道或阴道瘙痒灼痛、分泌物增多、尿路刺激症状等），可能出现了支原体感染，应及时治疗。支原体感染对于备孕有一定程度的影响。

对男性患者的影响：①男性感染支原体后，支原体会寄生在精子上，造成精子活性降低，从而影响受孕；②支原体可侵入精子颈部，使精子头尾断开，引起精子畸形；③可破坏生精细胞，致使不育。

对女性患者的影响：女性感染支原体后，支原体可沿着生殖道上行，通过阴道、宫颈管、子宫、输卵管，最后到达盆腔，引起子宫内膜炎、输卵管炎、盆腔炎等。如不及时治疗，在长期炎症的刺激下，这些器官会出现粘连、堵塞，导致不孕。

当备孕夫妻查出支原体阳性时，须在医生的帮助下判断是支原体携带者还是支原体感染者，确定是否需要治疗，只有及时地治疗才能尽早受孕。

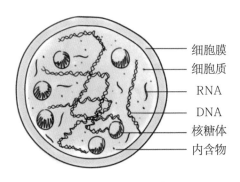

细胞膜
细胞质
RNA
DNA
核糖体
内含物

图 1-3　支原体细胞

20　子宫位置也会影响受孕吗？后位子宫是不是难受孕？

根据子宫体与身体纵轴的相对位置关系，可以将子宫的位置分为前位、中位和后位（图 1-4）。其中前位子宫最常见，其宫颈位置靠后，仰卧时，阴道穹后部的位置最低，精液会容易聚集在此处，有利于精子进入宫腔。有一部分女性子宫位置为后位，宫颈相对靠前，精子进入宫腔较前位子宫会稍困难一些，但是因为在排卵期宫颈黏液稀薄且量多，可以帮助精子游进宫颈和宫腔内，所以说如果不合并其他妇科疾病，单纯的后位子宫是不会对怀孕有影响的。

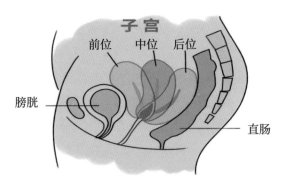

子宫

前位　中位　后位

膀胱

直肠

图 1-4　子宫解剖位置

爱与科技的结晶——试管婴儿助力迎接好"孕"来

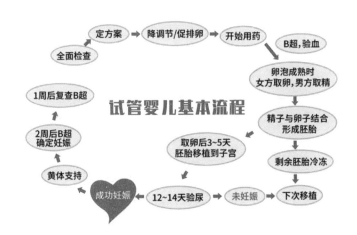

试管婴儿基本流程

全面检查 → 定方案 → 降调节/促排卵 → 开始用药 → B超,验血 → 卵泡成熟时女方取卵,男方取精 → 精子与卵子结合形成胚胎 → 剩余胚胎冷冻 → 下次移植 → 未妊娠 ← 12~14天验尿 → 成功妊娠 ← 黄体支持 ← 2周后B超确定妊娠 ← 1周后复查B超

取卵后3~5天胚胎移植到子宫

第一节　试管婴儿助孕首站，为好"孕"保驾护航——术前检查

1 试管婴儿助孕需要准备哪些证件？何时需要出示证件呢？

　　试管婴儿助孕前我们需准备好夫妻双方身份证和结婚证原件（图 2-1），在以下治疗流程时需要查验证件：建档、取卵 / 取精、胚胎解冻、移植等重要环节。

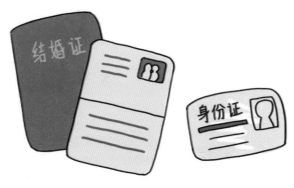

图 2-1　证件

2 完善试管婴儿助孕前检查的目的是什么？

　　试管婴儿助孕前进行身体检查主要是为了评估患者的身体状况和生育能力，以确定是否适合行试管婴儿治疗，并为后续的治疗方案提供依据。还能提前发现疾病，避免之后孕妇及胎儿并发症的发生。

3 试管婴儿助孕前女方需完善哪些检查？

　　试管婴儿助孕前女方的检查项目主要分为常规检查、生育力评估和个体化检查，其中个体化检查因人而异，需要结合病史、辅助检查等来确定。从检查的时间段分为月经期和非月经期的检查。

　　（1）月经期检查：月经来潮第 2 ～ 5 天，行基础 B 超和性激素检查，初步了解卵巢储备情况。

　　（2）非月经期检查：①宫颈分泌物检查 [白带常规、衣原体、支原体、淋病奈瑟菌、液基薄层细胞学检查（TCT）]；②血液检查 [血常规、凝血功能、空腹血糖、肝肾功能、血型、内分泌、抗米勒管激素（AMH）、TORCH 筛查、

生殖抗体和传染病检查等]；③腹部超声检查（妇科 B 超、甲状腺乳腺 B 超、肝胆胰脾肾 B 超 ）；④心电图、胸片；⑤尿液检查。

（3）其他检查：具体检查项目医生需根据患者既往病史开具，如染色体、心脏彩超、血脂、胰岛素抵抗等。

4 试管婴儿助孕前男方需完善哪些检查？

试管婴儿助孕前男方的检查项目包括：

（1）精液检查：包含精液常规＋形态学分析、精子 DNA 完整性、精浆生化等项目，因精液易受多方因素影响，检查结果波动较大，所以为了准确地评估精液情况需至少完成 2 次精液检查。

（2）血液检查：血常规、空腹血糖、肝肾功能、血型和传染病检查。

（3）尿液检查。

（4）其他检查：具体检查项目需医生根据患者既往病史开具，如染色体、血脂、B 超等。

5 精液采集有哪些方法？

目前男方精液采集主要是通过手淫法和穿刺法来获取，具体方式需要根据患者的情况来确定。

手淫法：对于大多数患者来说，主要是通过手淫的方式获得精液。常规检查只需要事先洗净双手及清洁外阴，将标本全部排进杯中即可。对于有逆行射精的患者，需提前服用碱化尿液的药物，并在手淫排精后的尿液中获取精子进行检测。

穿刺法：主要适用于梗阻性无精症或特殊情况下取精困难患者，可通过睾丸 / 附睾穿刺取精或显微手术取精。

6 精液检查时有哪些注意事项？

精液质量受各种因素的影响，为了确保精液检查的准确性，取精前需要做好以下准备工作：

（1）精液采集前应禁欲 2～7 天，禁欲时间太短会影响精子浓度，太长可能会影响精子活动度。标本留取时要将精液全部留取到取精杯中，避免因精液丢失影响结果。

（2）在行精液检查前一周，保障充足的睡眠，避免劳累、泡温泉、洗桑拿、酗酒。

（3）如果有感冒，并伴有发热的情况，建议推后时间进行检测。

（4）取精前做好个人卫生。

7 评估男性生育能力，精液检查做一次就可以了吗？

影响精液结果的因素有很多（身体状况、休息质量、抽烟喝酒等），每一次的精液结果都不同，有时候可能相差甚大，所以不能根据一次精液检查结果来评价。常规情况下，至少需要做两次精液检查来准确评估精液质量。

8 精子在女性体内可以存活多久？

精子是人类繁衍生息不可或缺的物质，因女性排卵期各不相同，而性交时间又不一定，这就要求精子必须等待卵子的时间，以增加相遇的机会。所以精子在女性生殖道内生存的时间长短与生育有着重要关系。

一般情况下，卵子存活的时间是 24～48 小时，也就是 1 天左右。但是精子在女性体内存活的时间比卵子要长，一般能够达到 2～3 天，卵子排出后 12 小时内受精能力最强，受精能力持续 24 小时，精子则排出后 2 天内受精能力较强。不论精子在体内存活多久，应在卵子排出前 2 天内等待卵子或卵子排出后 1 天内找到卵子才有机会受孕。

9 我身体明明很正常，为什么医生要我做染色体检查呢？

染色体是一种由 DNA、蛋白质及 RNA 等组成的核蛋白复合物，是遗传物质——基因的载体（图 2-2）。若染色体数目或结构发生异常，将引起许多基因的缺失或重复，从而导致流产、出生缺陷和遗传病的发生。有很多表型正常的人群，也可能存在染色体结构的异常，而在不孕不育患者中，其发生率更高。临床上常见的有染色体平衡易位、染色体倒位、克氏综合征等。

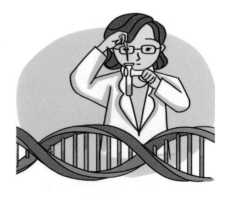

图 2-2　染色体检查

10 完成助孕前常规体检后，为何医生还可能开具其他的检查？

在助孕前常规体检结束后，医生会根据体检结果决定是否需要进一步检查，并非重复检查。如体检结果显示双方可能患有某方面的疾病，可能需分别到相应专科诊治后再行试管婴儿助孕，因为这些疾病可能会影响助孕结局，甚至影响母婴健康。

11 体检结果出来后，为什么不是每个人都能马上安排进周期呢？

一般情况，检查结果没有任何异常，就会安排进周期了。但因个体差异，医生会制订个体化的促排卵方案，不同的促排卵方案开始用药的时间不同，即进周期的时间不同。还有部分患者因病情所需可能在进入进周期前需要进行药物预处理，如糖尿病、过度肥胖等需控制血糖及减重，当检查合格后，才能开始进入试管婴儿助孕治疗周期。

12 为什么我和其他人的促排卵方案不同？医生根据什么来给患者制订方案？

试管婴儿助孕促排卵方案遵循的是个体化治疗原则，所以每个人的促排方案不一定完全相同。医生会根据患者的卵巢功能（基础窦卵泡数、内分泌激素水平、AMH、年龄等）、子宫环境、身体情况来进行综合评估再制订方案。在希望达到多个卵泡同步发育的同时，又尽量减少相关并发症的发生。所以，不要盲目地比较，要遵从医生的安排用适合自己的方案进行促排卵。

13 输卵管积水对试管助孕是否有影响，是不是一定要处理？

输卵管是精子和卵子结合的场所，也是受精卵回到宫腔的必经之路。因输卵管疾病导致的不孕约占女性不孕症的30%，其中输卵管积水约占输卵管性不孕的10%，输卵管积水主要是因感染导致输卵管伞端粘连、阻塞、细胞液及炎性渗出液积聚在管腔内，形成了水样的液体，临床多见慢性炎症引起的输卵管积水（图2-3）。

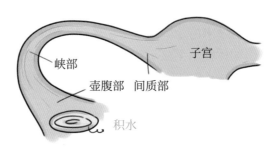

图 2-3 输卵管积水

胚胎移植后如果积水逆流进入宫腔，会干扰胚胎和子宫的接触，降低子宫内膜容受性，不利于胚胎着床；另外，输卵管积水可能含有微生物、组织碎片、毒性物质等，这些可能会抑制胚胎的发育，甚至导致胚胎的死亡。所以，在试管婴儿治疗时，医生会根据积水严重程度，适当地对积水进行处理，但并不是每位患者都需要做输卵管的处理。

14 试管婴儿助孕过程中我们需要注意些什么？

在试管婴儿助孕过程中，为了以最好的状态迎接宝宝的到来，准妈妈们需要做好以下准备工作：

（1）均衡饮食：健康的饮食不管是在备孕期还是孕期都起着至关重要的作用。充足的营养有助于提高精子和卵子的质量，可以适量增加优质蛋白质、维生素、钙、锌等矿物质和微量元素的摄入。

（2）改善不良生活方式：香烟中的尼古丁、焦油等不仅损害身体，还会影响精子和卵子的质量，酒精易导致生精功能障碍，所以建议在备孕前开始戒烟戒酒；熬夜会影响身体内激素水平的分泌，为获得优质的精子、卵子质量，备孕夫妻应规律作息，不熬夜，保证充足的睡眠；适度的有氧运动，可以增加身体免疫力，改善卵巢和睾丸功能，还能放松疲惫和焦虑的心情。

（3）避免接触有害有毒物质：备孕期间要注意远离高温、强辐射、有毒气体的环境，长期处于这样的环境会直接影响精卵质量，给治疗带来困扰。

（4）合理调整时间：试管婴儿助孕治疗不受季节的限制，整个助孕过程需 2 ~ 3 个月，需要积极配合医生的诊疗，女方返院次数稍多，要合理安排好工作。

（5）保持好的心态：试管婴儿助孕成功率无法达到 100%，所以在助孕前需要有充分的认识，保持轻松、平和的心态，这对助孕非常重要。

（6）夫妻双方互相理解和鼓励：试管婴儿治疗期间，夫妻双方要互相理解、鼓励、关心和支持，男方应多一些时间陪伴女方，一起面对治疗中的问题，也一起迎接好"孕"的到来。

15 试管婴儿一个周期需要多长时间？夫妻双方需要来医院几次？

试管婴儿周期通常需要 2 ~ 3 个月的时间，包括准备阶段、降调节/促排卵、取卵、胚胎移植以及后续检验等步骤。整个周期的具体时长会因个人用药方案和对药物的反应情况不同而有所调整。在这个过程中，女方预计需要到医院 8 次，主要用于检查、促排卵监测、取卵及移植等；而男方则大约需要到医院 3 次，主要包括初期检查、建档、取精等。

16 什么季节最适合做试管？

试管婴儿技术是将受精和胚胎发育的过程移至体外进行，这一过程在精密的恒温培养箱内完成。该培养箱提供了恒定的环境条件，包括温度、湿度、氧气压、二氧化碳气压，甚至氮气压，都被精确控制在最适宜胚胎生存和发育的范围内。因此，不论在哪个季节进行试管婴儿操作都是一样的。

第二节　统一步伐，蓄力待发——降调节

1 试管婴儿治疗周期中，使用降调节药的作用是什么？

在试管婴儿治疗过程中，降调节是一个关键的步骤，其主要目的是调整卵泡期间促黄体素（LH）的水平，减少或抑制自发性 LH 峰，避免自发排卵。降调节同时有助于促性腺激素在短期内释放，达到促排卵的效果，从而增加卵泡的同步性。这样有助于一次取出多个成熟度以及质量比较好的卵子，在一定程度上提高移植成功的概率。

降调节过程是通过使用特定的药物，来作用于垂体，抑制其分泌促性腺激素，如促卵泡激素（FSH）和 LH。这种药物可以使 FSH 和 LH 分泌不均匀

的患者受到抑制，将其水平调整到一个相对较低且均匀的状态。在这种状态下，卵泡可以在同等水平的促性腺激素作用下同步发育。

总之，降调节对于促进卵泡发育、提高卵子质量发挥着重要的作用。

2 降调节药在试管婴儿治疗中，为什么有的患者只需注射一次，而有的患者却需要注射多次呢？

降调节药在试管婴儿治疗中的应用主要是为了调节女性的激素水平，促进卵泡发育和排卵，以及改善子宫内膜环境，从而提高试管婴儿的成功率。是否需要降调节和准妈妈们的个体状况息息相关，医生会根据其身体状况、年龄、卵巢功能以及激素水平等制订个性化的降调节方案。注射一次和注射多次分别对应了长效降调节药和短效降调节药（图 2-4）。

长效降调节药一般适合年轻、卵巢功能较好的女性，其激素水平相对稳定，一个周期只需要注射一次就能达到理想的降调效果，药物对 LH 的抑制作用可长达 6 ~ 8 周，对 FSH 的抑制作用可长达 4 ~ 6 周。

短效降调节药一般适合年龄较大、卵巢功能稍差的女性，需每天连续注射降调节药，一般在注射 14 天左右对垂体产生抑制作用，待启动促排卵后仍需继续注射，直至夜针日。

此外，还有一些特殊情况，如患者存在严重的子宫内膜异位症或多次试管婴儿治疗失败等情况，医生可能会采用更复杂的降调节方案，这种方案下的降调节药注射次数和剂量可能会更多。

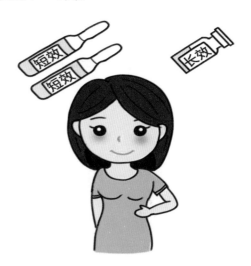

图 2-4　降调节药

3 注射降调节药时，明明正在来月经，为什么还要进行早孕测试呢？

尽管在注射降调节药期间患者正值月经期，但进行早孕测试仍然是有必要的。因为在某些情况下，即使患者正在经历月经，也不能完全排除已经怀孕的可能，特别是对于月经周期不规律或存在其他生殖问题的女性，可能存在异常的阴道出血，如先兆流产或异位妊娠等，这些都可能被误认为是月经。因此，为了确保治疗的准确性和安全性，避免潜在的风险，需要进行早孕测试以排除怀孕的可能性。

4 降调节后可能会出现哪些不良反应？

　　降调节后由于个体差异不同，每个人的反应也不一样。以下是一些可能出现的不良反应：

　　（1）"围绝经期"的表现：降调节后随着体内雌激素水平下降，可能会引发一系列症状，如潮热、盗汗、情绪波动（如抑郁、焦虑或易怒等负面情绪）、性欲减退以及阴道干涩等。

　　（2）月经改变：可能出现暂时停经、点滴阴道出血或不规则阴道出血。

　　（3）胃肠道反应：部分患者可能会出现恶心、呕吐等胃肠道症状。

　　（4）其他症状：还可能出现体重增加、高血压、头晕、头痛、关节疼痛、乳房胀痛、腹部疼痛、腿酸、腿胀等不适症状。

　　遇到上述情况不要过度紧张，放松心情，适当地转移注意力，这些症状会随着促排卵后卵泡生长、激素水平恢复而缓解，甚至消失。如以上症状持续加重者可返院复诊，以便医生能够评估病情并采取相应的处理措施。

5 注射了降调节药，经期推迟或提前，是否需要担心？

　　辅助生殖技术中通常用降调节药调节激素水平，抑制卵巢的自发排卵，以便更好地控制卵泡的生长和发育。不同促排卵方案所用的降调节药剂量不同，类型也存在差别，并且个体对药物的敏感性也不同，打了降调节药后会有月经推迟或提前、淋漓不尽等情况的发生，此时建议测尿人绒毛膜促性腺激素（HCG）排除早孕。如未妊娠，可先观察，这种影响通常是暂时的，并且在停止使用降调节药后，大多数女性的月经周期会逐渐恢复正常。

6 降调节期间能同房吗？

　　降调节期间可以同房，但一定要严格做好避孕措施。因为如果是在黄体期开始进行降调节，此时已经有过排卵的夫妇有可能出现受孕的情况。

7 降调节后如果发现怀孕了，孩子能要吗？

降调节药虽然对胎儿没有致畸作用，但对黄体功能会有一定程度的影响，所以在得知意外怀孕后需加强黄体支持，进行保胎治疗，可通过 B 超、孕期检查等了解胎儿发育情况。由于降调节期间垂体功能暂时被抑制，孕激素也会降低，从而增加了流产的风险，因此降调节期间做好避孕措施很重要。

8 为什么使用同一种降调节药，个体的用药剂量和复诊时间安排会不同？

降调节方案有两种，一种是黄体期降调节（月经的第 21 天左右开始），一种是卵泡期降调节（月经的第 2 ~ 3 天开始）。医生会根据个人的激素水平和卵巢储备情况选择合适的方案，两种方案使用的用药剂量和复诊时间是有区别的，一般黄体期降调节的时间是 14 天左右，卵泡期降调节的时间是 30 天左右。

9 为什么降调节后复诊时，有些人能够启动促排卵而有些人却不能？

降调节后能否启动促排卵主要取决于个体的生理状况、降调节的效果而定。如果降调节后 LH<5 mIU/mL、雌二醇（E2）<50 pg/mL、窦卵泡直径 4 ~ 6 mm 则意味着卵泡得到了良好的抑制，也没有大卵泡，可以顺利地进入下一个促排卵阶段了。相反，如果激素水平或卵泡发育情况不理想，可能需要进一步调整或等待更合适的时机。

10 降调节期间能使用其他药物吗？

进入试管周期后用药需谨慎，应严格遵医嘱用药，切勿擅自使用其他药物。如果出现严重感冒或者身体其他不适，应及时去相关专科就诊，并告知医生，你在试管婴儿治疗的降调节阶段，以便医生根据病情酌情选择药物及治疗方式。

11 降调节期间可以运动吗？

降调节期间可以适当进行运动。适当的运动可以促进身体的血液循环，有助于改善卵巢功能，增强体质，提高免疫力。例如快走、游泳、跳绳等有氧运动可以增加血液循环，促进身体的新陈代谢。瑜伽也是一种很好的选择，可以帮助放松身心、减轻焦虑和压力。尤其对于肥胖的患者，运动可以减重帮助其获得更好的优质卵泡，并提高妊娠成功率。同时注意适度的运动强度，也应注意休息，保持充足的睡眠，避免过度劳累也是非常重要的（图2-5）。

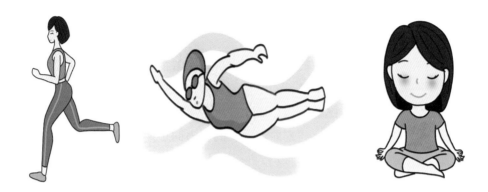

图 2-5　跑步、游泳、瑜伽

12 降调节期间需要注意什么？

降调节是试管婴儿过程中关键的第一步，需要注意以下事项：

（1）积极配合治疗：严格按照医嘱用药，按时打针，不可随意加减和停用任何药物。

（2）情绪稳定、规律作息：很多女性在进入试管周期后，常常会感到焦虑、紧张，这些都是不利于试管成功的。在降调节治疗期间，避免不良生活习惯，如抽烟、喝酒、熬夜等，要保持良好的精神状态和充足睡眠，放松心情。

（3）合理饮食、控制体重：合理安排饮食，饮食要多样化，保证营养摄入均衡，可适当补充优质蛋白质的食物，如牛奶、豆浆、鸡肉、瘦肉、鱼肉、虾仁等。忌辛辣、生冷等刺激性食物。可以进行适当的运动，特别是有多囊卵巢综合征及肥胖症的准妈妈们，减重有利于提高卵子质量及妊娠成功率。

（4）特殊情况及时就诊：试管期间用药请严格遵循医生医嘱，如遇特殊情况，如感冒、发热、腹痛、腹泻等情况，请在专业医生指导下用药，避免私自随意用药，以免影响治疗效果。

第三节　不一样的烟火绽放同样的精彩——促排卵

1 为什么试管婴儿助孕治疗需要促排卵？

促排卵是试管婴儿治疗的一个重要阶段，正常情况下，下丘脑和垂体分泌激素对卵泡的功能进行调节，同时控制着卵泡的生长发育，女性一个月经周期内只有一个卵泡成熟并排出，而这一批当中剩余的未成熟卵就会凋亡走向闭锁。促排卵能够让原本"走向淘汰"的卵泡同步发育，最终获得多个成熟的卵子，配成多个胚胎，增加移植机会，从而提高试管婴儿的成功率。

2 促排卵会造成卵巢早衰吗？

促排卵是不会直接导致卵巢早衰的，促排卵过程只是将原本该进入闭锁的卵泡通过药物刺激拉回了生长列队，使原本在自然周期中不能长大，将要凋亡的卵泡发育成优势卵泡，并不是对未来卵泡的提前消耗（图2-6）。

卵巢早衰通常会受遗传、自身免疫疾病、病毒对卵母细胞的损害、医源性因素等影响。除此之外，不健康的生活方式，如熬夜、抽烟喝酒、肥胖、压力大、情绪不稳定等可能导致月经周期紊乱，从而引起卵巢早衰。

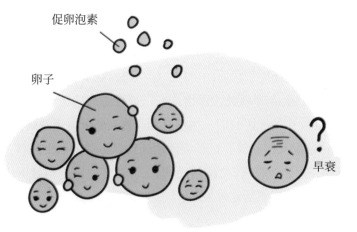

图 2-6　卵泡生长

3 卵泡数目越多越好吗?

从理论上来说,卵泡的数目越多,可能形成胚胎的个数越多,可供移植的机会更多,但促排卵并不是卵泡越多越好。在促排卵过程中,卵泡数目较多(>15个),会增加卵巢过度刺激综合征(OHSS)的风险,总体卵子质量也有可能下降,一次试管婴儿促排卵周期中若能获得 10 ~ 15 个成熟卵子是较为理想的状态。

所以,在促排卵过程中,无须刻意追求卵子数量,适度就是最好的。每个人的情况不同,卵泡的数量也不同,应根据个人情况制订治疗方案,以免对身体健康造成危害。

4 促排卵方案有哪些? 哪种方案成功率高?

目前常用的促排卵方案有黄体期长方案、早卵泡期长方案、拮抗剂方案、超长方案、高孕激素状态下促排卵(PPOS)、黄体期促排卵方案及自然周期等。促排卵方案是医生根据患者的年龄、卵巢储备功能、体重指数、双侧窦卵泡数、既往促排卵的效果等指标做出的个体化选择,没有最好的方案,只有最适合的方案。

5 促排卵药那么多,要如何选择呢?

促排卵药常用药物类型有重组人促卵泡素、尿促卵泡素、尿促性腺激素、黄体生成素、人绒毛膜促性腺激素、抗性激素药或枸橼酸氯米芬、芳香化酶抑制剂类等。从产地分国产和进口两种,从注射方式分皮下注射和肌内注射两种。具体选择哪种药物,医生会根据自身的经验及患者的具体情况给出用药方案。无论如何,保持好的心态、积极配合治疗才是更重要的。

6 促排卵期间多次抽血、B 超检查的目的是什么?

促排卵期间多次返院抽血、B 超检查的目的是动态监测卵泡的生长和发育情况,及时评估促排卵的效果,能帮助临床医生准确把握卵泡生长发育情况,并及时调整药物及用药剂量。

常规抽血检查的项目主要是性激素水平检测,如促卵泡激素(FSH)、雌二醇(E2)、促黄体素(LH)和孕酮(P)等,这些激素水平的变化能够反映卵泡的生长发育情况,有助于医生对促排卵药使用后的效果进行判断,及时调整治疗用药方案。

B 超检查可以更直观地观察卵泡的大小、形态和数量，以及子宫内膜的情况，医生通过监测卵泡的生长速度，来预测排卵的时间，从而确定夜针时间和最佳的取卵时机。同时，还可以帮助医生及时发现可能存在的卵巢过度刺激等问题，以便尽早采取预防措施，防患于未然。

7 从用促排卵药到取卵大概需要多少天？

促排卵药使用的天数，会因个体差异、药物种类和促排卵方案的不同而各异。一般情况下，促排药物使用后，卵泡需要一定的时间发育成熟，通常为 8 ~ 15 天，具体的天数与患者的身体情况和对药物的反应有关。临床中，当卵泡直径达到 17 mm 左右时，医生会根据卵泡整体发育情况，开始安排夜针注射和取卵时间。

8 促排卵药注射时间需固定在同一时间段吗？

促排卵药物的注射时间最好是固定，这样做是为了在一天当中的同一时间段，促排卵药进入人体后，血药浓度能相对保持在同一水平，使得患者对药物的反应保持稳定，能更好地发挥药效，从而提高卵泡质量，增加获得优质卵泡的概率。

9 促排卵期间可以运动吗？

促排卵期间可以进行适当的运动，但是要注意运动方式和运动强度。正常情况下，轻度的有氧运动如散步、慢走都是可以的，适量运动可以促进血液循环，有助于卵子质量的提高，也能增强自身抵抗力。但是对于剧烈运动，如快走、跑步、跳绳、健美操等就不合适了。因为随着促排卵药物的使用，卵巢在药物作用下会随之增大，剧烈运动可能导致卵巢发生扭转或破裂，影响健康。同时，在促排卵期间，还应避免重体力劳动或突然体位改变（如突然弯腰、翻身、下蹲等），以防引起卵巢扭转等并发症。

10 促排卵期间可以同房吗？

促排卵期间是否可以同房要根据具体情况来看，促排卵初期，卵巢还没有明显增大，也无腹胀、腹痛情况时，可以同房，但是要避免动作幅度过大带来不适，同时注意卫生避免感染。随着药物的使用，卵泡的生长，卵巢会逐渐增大，这种情况下建议暂停同房。总之，促排卵期间是否可以同房要根据个人情况和医生的建议来进行。

11 促排卵期间为什么要男方排精？

长时间的不排精会使精子老化和被氧化，影响了精子的活力和数量。禁欲 2 ~ 7 天相对来说是精子质量最好的时段，在促排卵期间为了避免男方长时间不排精而影响取卵当天精液质量，所以一般会建议男方可每周 2 次手淫排精，并会让男方在女性卵泡发育到 14 mm 左右时，嘱男方手淫排精一次，之后就等到取卵日再排精。

12 使用促排卵药身体是否会有不适？

在促排卵过程中，通常无太大的不适。有小部分患者可能会出现轻微的乳房胀痛、下腹胀痛、腰酸背痛、困倦、恶心等不适，属于正常反应，一般无须特殊处理，适当地休息即可。如果以上症状加重或出现其他不适，请及时来医院，在医生指导下进行相关治疗和处理。

13 注射促排卵药期间在饮食上有什么需要注意的吗？

在促排卵期间，饮食上的补给，可以更好地促进卵泡生长发育，为好"孕"的到来助力。

（1）保持均衡饮食，增加蛋白质的摄入：饮食中包含足够的营养物质，如蛋白质、维生素和矿物质，以支持身体的正常功能和卵子的发育。蛋白质是卵子生长和发育的重要营养素。因此，应适量增加鱼、虾、瘦肉、蛋类等优质蛋白质食物的摄入。

（2）多食用富含维生素的食物：特别是富含维生素 C 和维生素 E 的食物，如绿叶蔬菜、水果和坚果等，这些都有助于提高卵子的质量。

（3）适量补充叶酸：叶酸有助于预防胎儿神经管缺陷，因此在促排卵期间也应适量补充。

（4）避免刺激性食物：如辛辣、油腻、生冷和煎炸的食物，这些食物可能会引起消化不良导致腹胀腹泻，影响促排效果，要尽量避免。同时，还要限制咖啡因和酒精的摄入。

但是，每个人的体质和情况都会有所不同，可以在专业医生或营养师的指导下，合理安排饮食。

14 促排卵药使用过程中感冒了，可以继续注射吗？

如果感冒症状较轻，可多喝温开水，多吃富含维生素的食物，注意休息，看症状能否改善；若感冒症状明显，伴有发热，应在医生指导下对症用药；若持续高热不退，则建议取消本周期，待痊愈后再进周期。

15 促排卵期间白带变多是正常的吗？

白带变多就是排卵了吗？很多人是这样理解的。经验告诉我们，在排卵期白带明显增多，呈透明拉丝状，这时候排卵试纸可测到两条杠。那么白带增多就意味着排卵吗？其实并不是排卵导致了白带增多，而是雌激素增加导致了白带增多，从而诱发排卵。

促排卵期间在药物的作用下，卵巢内多个卵泡同时发育，雌激素水平会明显升高，几天即可达到自然状态下排卵期的水平，因此白带会增多，这些都是正常现象，需注意卫生，避免感染。

16 促排卵期间卵泡会不会自己提前排出？

首先，来了解自然状态下排卵是如何发生的：正常月经周期中，在垂体分泌 FSH 的作用下，卵泡逐渐发育成熟导致激素水平逐渐升高，当雌激素水平达高峰 ≥ 200 pg/mL 时，会诱发 LH 急剧升高（即 LH 峰），LH 起峰后 36 小时左右会发生排卵，可见 LH 水平起到关键作用。

试管婴儿促排卵过程的全名为"控制性超促排卵（COH）"，是使用外源性 FSH 即注射促排卵药，促使多个卵泡同时发育，随着卵泡的发育，体内雌激素水平很快即可达到诱发 LH 出峰的阈值，如果没有及时的干预就会出现卵泡未成熟提前黄素化或大卵泡提前排卵。所以在 COH 过程中，必须注意血 LH 的变化，通过药物抑制早发性 LH 峰出现，待目标卵泡发育成熟后，通过注射扳机药物模拟体内 LH 峰，促进卵泡的最后发育成熟，并于扳机后 36 小时左右取卵。

所以绝大多数情况下都在医生的掌控中，在促排卵过程中不用担心卵泡会提前排出（图 2-7）。

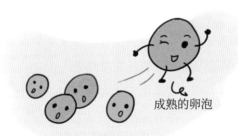

成熟的卵泡

图 2-7 成熟卵泡发育

17 注射促排卵药后会使人发胖吗?

试管婴儿促排卵后部分人群体重增加,原因是体内雌激素水平上升,促使卵细胞发育,卵巢囊性增大,毛细血管通透性增加,体液积聚于组织间隙,医学上称之为"水钠潴留",属于正常现象,一般在试管婴儿周期结束后,滞留的水分会自动排出体外,体重也会恢复正常,并不是真的胖,不用担心。但有一种是真胖,部分人群在进入试管周期后,感觉自己得补补,很容易饮食过量了,加上活动量减少,体重自然容易上升。

18 促排卵需要住院吗?

在试管婴儿助孕过程中,最耗时的就是促排卵了,如果顺利进行,一般为 8 ~ 15 天,若无特殊情况,一般不需要住院治疗,按时复诊和用药即可。

19 可以把富余的卵子送给其他人吗?

国家卫生健康委员会明确规定,严禁任何形式的商业化赠卵和供卵行为。赠卵只限于试管婴儿治疗中的女性,如果有多余的卵子,在知情同意的前提下,才允许捐赠。捐卵是出于人道,不能基于利益原因,而且捐赠者与受方夫妇、出生的后代必须保持互盲。

20 什么情况下,男方需要提前冻精?

在进入试管周期后,部分男士因不习惯取精环境、取精方式,或情绪紧张导致"发挥失常",为了确保取卵当天能顺利进行,针对男方取精困难者,建议提前冻存一份精子备用；男方因特殊工作（如边防战士、出国等）原因采卵日无法来院者，建议提前冻存两份精子及签署相关知情同意书。

21 试管婴儿中常用药物的保存条件是怎样的？

在试管婴儿助孕过程中需要用到多种药物来调节和支持我们体内的激素水平，而这些药物该如何保存总是困扰着大家，说明书上的冷藏、常温等保存方式具体是多少摄氏度呢？若是保存不当，药物疗效下降的同时，可能还会引起机体的毒副作用。以下列出了试管婴儿助孕中常用药品的保存条件和使用方式供参考（表 2-1）。

表 2-1　常用药品保存和使用方式

药品名	储存条件	使用方式
注射用醋酸亮丙瑞林 3.75 mg	20 ℃以下，可冷藏于冰箱	皮下注射
注射用醋酸曲普瑞林微球 3.75 mg	避光，密闭，在 25 ℃以下保存	皮下注射
曲普瑞林注射液 0.1 mg	避光，密闭，在 2 ~ 8 ℃冰箱冷藏保存	皮下注射
注射用尿促性素	避光，密闭，在阴凉处不超过 20 ℃保存，可冷藏于冰箱	肌内注射
注射用尿促卵泡素	避光，密闭，在阴凉处不超过 20 ℃保存，可冷藏于冰箱	肌内注射
重组人促卵泡素注射液	避光，放于 2 ~ 8 ℃冰箱冷藏，不得冷冻。药物开启后在有效期内，可于 25 ℃或 25 ℃以下最多放置 28 天	皮下注射
重组人促卵泡素 β 注射液	避光，放于 2 ~ 8 ℃冰箱冷藏，不得冷冻	皮下注射
注射用重组人促黄体激素 α	避光，密闭，在阴凉处 25 ℃以下保存	皮下注射
注射用醋酸西曲瑞克	避光，密闭，放于 2 ~ 8 ℃冰箱冷藏	皮下注射
醋酸加尼瑞克注射液	避光，密闭，在阴凉处不超过 25 ℃，可冷藏于冰箱	皮下注射

表 2-1（续）

药品名	储存条件	使用方式
注射用高纯度尿促性素	避光，勿超过 25 ℃	皮下注射 / 肌内注射
注射用重组人促卵泡激素 75 IU	避光，放于 2 ～ 8 ℃冰箱冷藏，不得冷冻	皮下注射
注射用绒促性素	避光，密闭，在阴凉处不超过 20 ℃，可存放于冰箱	肌内注射
重组人绒促性素注射液	避光，放于 2 ～ 8 ℃冰箱冷藏，不得冷冻	皮下注射
重组人生长激素 30 IU	避光，放于 2 ～ 8 ℃冰箱冷藏，不得冷冻	皮下注射
重组人生长激素 4 IU	避光，2 ～ 8 ℃冰箱冷藏，溶解后的药液可置 2 ～ 8 ℃冷藏 48 小时	皮下注射
黄体酮注射液	避光、密闭，阴凉干燥处	肌内注射
低分子肝素钠	避光，密闭不超过 20 ℃	皮下注射

第四节 卵子瓜熟蒂落之关键——夜针

1 为什么要打夜针？

因试管婴儿促排卵过程中使用了一些药物抑制了内源性 LH 峰的出现，当卵泡生长到接近成熟的时候，需要注射药物来促进卵母细胞的最终成熟，促使卵子从卵泡壁脱落，以利于提高获卵率。这一步骤如同子弹上膛，扳机扣响，一枪制胜，所以被称为"扳机"。又因为该药物的注射时间一般为晚上，因此得名"夜针"。"夜针"是取卵前的最后一步，也是整个试管周期中至关重要的一步。

2 常用的夜针药物有哪些?

在试管婴儿治疗中,常用的夜针药物主要有以下几种(表 2-2):

表 2-2 常见夜针药物

药物名称	剂量单位	使用方法
注射用绒促性素	1000 IU、2000 IU、5000 IU	肌内注射
注射用重组人绒促性素	250 μg	皮下注射
促性腺激素释放激素激动剂	0.1 mg	皮下注射

3 夜针的时机是怎么确定的?

"夜针"注射在试管周期中尤为重要,确定"夜针"的时机主要由临床医生根据患者的性激素水平、卵泡发育大小、数量和促排方案等因素综合考虑后决定。

普遍使用的标准为:直径 >18 mm 的主导卵泡 2 个以上,或者直径 >17 mm 的主导卵泡 3 个以上,并每个成熟卵泡的雌激素水平在 250 ~ 300 pg/mL 时是注射夜针的最佳时机。

注射得过早,卵母细胞未成熟、卵丘复合体不够松散,卵子不易脱落,使获卵率低、卵成熟度较差;注射得过晚,卵母细胞过熟可能提早黄素化导致质量下降,甚至卵子提早排出。患者在注射"夜针"时一定要遵循医生的指导,保证在最佳时间进行注射以获得更多的优质胚胎,提高试管助孕成功率。

4 打完夜针后多久取卵?

夜针注射后 36 小时左右,卵泡发育成熟是取卵手术的最佳时机。医生会根据夜针的注射时间安排好患者的取卵手术时间,以保证卵子的成熟度和质量。通常在晚上注射夜针,取卵手术则会在白天进行。白天患者的身体和精神状态更稳定且更适合手术治疗。同时也方便医生进行手术操作(图 2-8)。

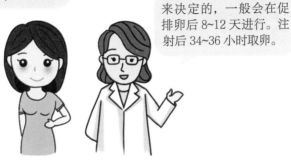

请问促排卵药使用多少天后可以打夜针？

夜针的选择时间是根据卵泡大小和性激素水平来决定的，一般会在促排卵后 8~12 天进行。注射后 34~36 小时取卵。

图 2-8　夜针时间

5 打夜针有什么注意事项吗？

夜针的注射在试管婴儿治疗中也是至关重要的一步，有以下注意事项：

（1）夜针药物的储存：注意药物的保存温度，需要冷藏的药物应提前备好冰包携带药物至医院进行注射。

（2）谨遵医嘱：夜针药物均由医生根据患者的不孕原因、促排方案、卵泡数量及激素水平等因素综合确定的，因此每位患者的用药和剂量均有所不同。切勿盲目比较，应严格遵照医嘱执行。夜针的剂量，关系到卵子的成熟度，请务必重视。

（3）把握注射时间：严格按照治疗单的注射时间和地点注射药物，须提前返院等待注射，不能擅自提前或推迟注射时间。遇到特殊情况，不得已推迟或提前注射，请及时联系医生。

（4）合理安排饮食：为保证取卵后身体得到有效的修复，应适当多吃一些高蛋白食物，如鱼肉、鸡肉、鸡蛋和牛奶等。

6 打完夜针后可以开车吗？

注射夜针后可以正常活动，开车是没有问题的，应注意多休息，不要过度劳累，避免疲劳驾驶。但是部分患者因促排卵期间卵巢增大，会出现不同程度的腹痛、腰酸，这些症状可能会影响驾驶时的注意力和反应能力，出现这类情况应避免驾驶。

7 打完夜针后，身体可能会出现哪些不适？

打完夜针后，因个体差异的原因，出现的身体反应也是不一样的，可能会出现以下不适症状：

（1）体温升高：随着体内的激素变化，血液循环也会有明显的增加，会出现体温稍微升高的情况，但若是发热的状态就要引起重视，需要返院就诊。

（2）腹胀：随着卵泡增大会有腹胀的感觉，如果症状轻微则无须担心，注意休息，蹲下、转身时动作应轻柔，避免急剧扭转身体；若症状加重或伴随恶心、呕吐、腹围增大、尿量减少等情况应及时返院就诊。

（3）注射部位疼痛：每位女性对疼痛的敏感程度有较大差异，注射夜针药物后可能会出现注射部位疼痛，可以在注射 24 小时后局部热敷，促进血液循环，减少局部疼痛感。

8 错过夜针规定的时间或忘记注射夜针，该如何应对？

"夜针"的注射时间非常重要，注射过早或过晚均可能对治疗效果产生不良影响。注射过早可能导致卵子提前排出；而注射过晚则可能使卵母细胞过熟，卵子发育过度从而影响卵子质量和受精能力。若不慎错过了夜针注射的时间或忘记注射夜针，应第一时间联系主治医生寻求帮助，医生根据具体情况给出补救措施或调整取卵时间，最大限度降低风险。

9 打夜针后第 2 天有拉丝样分泌物是排卵了吗？

在促排卵过程中，卵泡生长是靠药物控制的，排卵需要 LH 峰的激发，通常需要使用夜针模拟 LH 峰达到这一目的。所以不要过度担心，随着药物的使用，雌激素水平不断上升会出现拉丝样分泌物，但这并不一定意味着排卵已经开始。

第五节　千呼万唤始出来，卵子姐姐问世记——取卵

1 取卵手术是怎样进行的？

取卵手术是医生在阴道超声引导下，将取卵针经阴道壁穿刺精准地进

入卵巢内，对成熟卵泡进行穿刺，在负压吸引下卵泡液将被顺利吸出，同时医生将密切关注卵泡的塌陷情况，确保所有成熟卵泡都被有效穿刺（图2-9）。卵泡液抽吸出来后将迅速移交至胚胎培养室工作台，由专业的胚胎学家在显微镜下捡拾卵子。

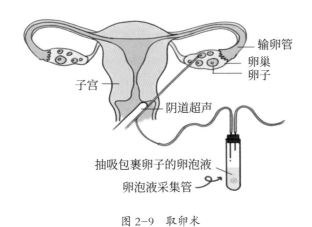

图 2-9　取卵术

2 取卵手术风险高吗？大概需要多长时间？

阴道超声引导下卵巢穿刺取卵术为目前临床上普遍采用的取卵方法，发生风险的概率较低，但所有创伤性手术或操作都存在一定的风险，例如出血、感染、脏器损伤等，但通过选择正规的医疗机构、专业医生以及遵守术后健康指导，可以大大降低风险并促进身体的恢复。

一般取卵手术时间为 15 ~ 30 分钟。当然，因个体差异，具体取卵时长取决于卵泡个数、卵巢位置及医生的经验。若患者卵泡较多，手术时间相对会延长一些。

3 感冒了还能取卵吗？

感冒期间能否进行取卵手术，取决于感冒的严重程度及个体的身体状况。一般来说，感冒症状轻微且身体状况良好是不影响取卵的，但出现感冒症状不建议行无痛取卵。若感冒症状严重，伴有高热、剧烈咳嗽咳痰、呼吸困难、头痛、全身乏力等症状时请及时联系医生，安全起见，医生可能会建议暂时取消手术。

4 取卵手术前一晚，小腹胀痛，卵子不会提前排出吧?

取卵前，部分女性会有下腹酸、胀痛的感觉，这主要与卵巢内多个卵泡同时发育，增大的卵巢表面张力较高，且卵巢体积增大对卵巢韧带也有一定牵扯，这些因素都可能导致部分女性感到下腹部胀痛，但是这种胀痛并不代表排卵，一般进行了药物控制的促排卵周期是不会发生提前排卵的情况。医生在取卵手术前也可通过阴道 B 超确认卵泡情况。需注意的是如果胀痛症状持续加重或伴有其他不适症状，建议及时联系医生进行咨询和检查。

5 什么是无痛取卵术?

无痛取卵术是指利用静脉麻醉方法使患者在取卵过程中短暂失去意识和感觉，让大家在毫无痛苦的睡眠状态下完成取卵手术。目的是消除患者对取卵手术的紧张与恐惧，无痛取卵的优点主要在于安全、舒适、苏醒较快，简单地说，睡觉醒来取卵手术已结束，没有任何痛苦记忆。

6 无痛取卵术安全吗?

无痛取卵术是一种在麻醉状态下进行的取卵手术，其安全性相对较高，但任何涉及手术和麻醉的操作都不可避免地具有一定风险。无痛取卵增加了麻醉的步骤，因此可能会增加麻醉相关的风险，如麻醉药物过敏、呼吸抑制、心律失常等。然而，无痛取卵手术已经在临床上广泛应用，技术已经非常成熟且安全性较高。在手术实施前，医生会对患者的身体状况进行全面评估，并选择适当的麻醉方式和药物剂量，以降低手术风险。同时在手术过程中，被称为"无影灯下保护神"的麻醉医生将全程监护患者的生命体征，保证患者镇静、镇痛完善，没有体动反应，这种麻醉方法是安全的，且不会引起患者不适。

7 无痛取卵术会对卵子质量造成影响吗? 会影响记忆力吗?

无痛取卵术使用的麻醉药物通常是一种新型的快速、短效静脉麻醉药，麻醉药物作用的时间和手术时间大致相等，手术结束后，药物会很快被身体代谢，不会在体内蓄积，所以对身体没有明显的副作用。现有循证医学证据显示，无痛取卵不会影响卵子质量和胚胎质量，也不会影响记忆力。有些患者可能感觉记忆力减退，这更可能是由于长期身心疲倦、身体功能下降等因素导致，而非麻醉药物的影响。

8 无痛取卵术前需要做哪些准备？

无痛取卵术前，需要进行一系列的准备工作，以确保手术安全和手术的顺利进行：

（1）术前需禁食 8 小时，禁饮 4 小时。

（2）如患有高血压，无论取卵是否麻醉，晨起时都需要用少量水（约 10 mL）送服降压药；哮喘患者则需随身携带所需药物。

（3）取卵前注意预防感冒，如有发热、咳嗽等症状，请及时告知医务人员，由麻醉医生评估当天是否适合进行麻醉。

（4）取卵当天请避免化妆，包括涂口红、指甲油，不佩戴首饰，不喷香水，以便于医生准确观察您的生命体征。

（5）建议穿着宽松、易穿脱的衣物，并选择平底鞋，谨防术后跌倒。

（6）若有佩戴活动性义齿，请在进入手术室前取下，以确保手术安全。

9 无痛取卵术后有哪些注意事项？

无痛取卵术后，为了确保患者的身体能够尽快恢复并避免并发症的发生，需要注意的事项有：

（1）术后清醒与离开：①手术结束后，麻醉医生和护士会呼唤您的名字，请及时回应；②初期可能感到困倦和意识模糊，这是麻醉药物的正常反应，会随着药物代谢自然消失，无须担心；③清醒后，请休息 10 ~ 15 分钟，确保生命体征平稳、能够正常沟通，并且没有恶心、呕吐、头晕等不适，之后即可离开手术室去留观室继续休息。

（2）饮食：①术后苏醒 2 小时后，可先尝试少量饮水和流质饮食，确保没有呛咳、恶心等不适感后可恢复正常饮食；②饮食宜清淡，避免摄入生冷、辛辣等刺激性食物。

（3）活动与安全：①术后务必有家人陪同，确保安全；②在术后 24 小时内，请不要驾驶车辆、登高或进行机械操作，以免因身体尚未完全恢复而导致意外的发生。

10 如遇特殊情况，不能采用无痛取卵怎么办？

取卵的疼痛程度与经期的腹部不适感相似，主要以下腹部坠痛为主要表现。这种疼痛感受因个体差异而不同，部分人对疼痛较为敏感，即便是轻微的痛感也可能感觉难以忍受。此外，疼痛感还受到盆腔环境和卵巢位置的影响，对于因盆腔粘连等原因导致盆腔解剖结构发生改变的患者，取卵过程中可能需要经过宫颈、子宫、膀胱等部位，从而增加术中的疼痛感。

然而，即便遇到特殊情况无法使用静脉全身麻醉，我们也可以通过配合使用镇痛药物（如哌替啶肌内注射、双氯芬酸钠栓塞肛门等）来有效缓解取卵过程中的疼痛感。大部分女性在这些药物的辅助下都能顺利忍受取卵过程，因此无须过度担忧或紧张。保持轻松的心态对于手术的顺利进行和术后的恢复都是非常重要的。

11 为什么护士交代我要素颜来取卵？

爱美之心，人皆有之，每位女性都希望在人生重要时刻以最美的姿态出现。然而，在取卵手术的过程中，化妆、涂指甲油、喷香水等行为都可能对手术的安全进行造成不利影响。

首先，手术医生及麻醉医生需观察面部颜色及唇色的变化，以判断是否存在缺氧等状况。化妆可能会掩盖真实的肤色和唇色，影响医生的准确判断。

其次，指甲油可能会干扰监护仪的监测结果，影响其准确性。在手术过程中，监护仪对于监测患者的生命体征至关重要，任何可能干扰其正常工作的因素都应避免。

此外，香水等刺激性气味可能会对胚胎造成不良影响，同时也可能污染手术室环境，影响手术的正常进行。

12 为什么会出现手术获卵数跟 B 超监测卵泡数不一致呢？

在促排卵期间，我们每次做 B 超都格外关注卵泡的数量，期盼着取卵时刻的到来。然而，当得知获卵数与平时 B 超监测的卵泡数不一致时，我们不禁感到困惑，这究竟是怎么一回事呢？

促排卵过程中，医生在 B 超下监测卵巢的卵泡数目包括大小不一的卵泡总数，而取卵数是通过将卵泡腔里的卵泡液抽吸后在显微镜下观察得到的卵子数，经过促排卵治疗，每个卵泡发育的速度与大小都会有不同，并不是每个卵泡里面都有卵子生长。此外，还有极少数情况，由于卵巢位置困难或个别卵泡靠近盆腔内血管，取卵时医生为了患者的安全及降低手术风险，可能会放弃个别卵泡的穿刺。因此，医生可以根据 B 超监测的卵泡数量来初步推测可能的获卵数，但这一数据并不等同于最终能够成功获取的卵子数目。

13 为什么有部分患者取不到卵？

往往有一部分患者，虽然在促排卵后看似有优质的大卵泡，但是取卵时却发现卵泡是空的，即所谓的"空卵泡"。造成空卵泡常见的原因可能有：①卵巢功能差，其卵泡数量较少，质量也可能受到影响，从而增加了取卵时遭遇空卵泡的风险；②卵子的发育异常是导致空卵泡的重要原因之一。在发育初期，某些卵子可能出现闭锁情况，但由于促排卵药物的刺激作用，这些卵泡仍然继续生长，形成空卵泡；③卵泡液内分泌异常导致卵泡中缺少具有生物活性的 HCG，进而使得卵丘复合体无法从卵泡壁脱离，导致获卵失败。

14 取到的卵子都能成功配成胚胎吗？

并不是所有取出的卵子都能配成有用的胚胎，在试管婴儿的治疗过程中，获卵数与最终形成的胚胎数往往不对等，大多数情况下，胚胎数会少于获卵数。成功配成胚胎的关键因素包括卵子的质量、精子的质量、受精过程以及胚胎培养的条件等多个因素。其中，卵子和精子的质量尤为重要。如果卵子成熟度不够或者精子质量差都会直接导致受精失败或胚胎发育异常，从而形成可利用的胚胎就会减少。

15 一下子取了十几个卵，是否会加速衰老？

每个月，女性的卵巢内都会有一批卵泡生长，但通常只有一个卵泡会发育成熟并排卵，其余的则会自然凋亡。试管婴儿中的促排卵过程，实际上是给予这些卵泡足够的营养支持，让它们一同发育成熟，而并非提前消耗未来的卵泡。这一过程更像是"变废为宝"，充分利用了本周期中原本会凋亡的卵泡。因此，它并不会导致卵巢功能早衰而加速衰老。

衰老是一个复杂的过程，受到遗传、环境、生活方式等多种因素的共同影响。尽管试管婴儿中的取卵操作可能会引起一些短期的并发症，如卵巢过度刺激综合征，但这些影响通常是暂时的，并没有明确的科学证据表明它们会导致衰老加速。保持健康的生活方式和积极乐观的心态也是延缓衰老的重要因素。

16 获卵数越多越好吗？

获卵数固然重要，但并不是越多越好，理想的获卵数是 10 ~ 15 个。获卵数较多可能会提供更多的胚胎选择，从而可能增加受孕的机会。但获卵数的增加往往伴随着卵巢过度刺激综合征（OHSS）的风险增加，导致腹水形成、呼吸困难，甚至危及生命，也会影响卵子的质量和受精率；过少则可能会导致没有足够可移植胚胎的情况出现。因此，在试管婴儿治疗中，医生会根据患者的年龄、卵巢功能、卵泡数量等因素综合评估并制订个性化的促排卵方案，以获取适量且质量良好的卵子，保证受精和胚胎形成的成功率，同时降低并发症的风险。

17 取卵手术后，有哪些注意事项？

取卵手术后，为了确保身体的恢复和后续治疗的顺利进行，需要注意以下方面：

（1）术后活动：取卵后应避免剧烈运动和突然改变体位，起床和翻身时动作要轻柔，以防止卵巢扭转等并发症的发生。同时，应适度活动以促进血液循环，预防血栓。

（2）饮食管理：术后应避免食用生冷、辛辣食物及活血类中药。建议清淡、易消化、富含蛋白质和维生素的食物。

（3）个人卫生：注意阴道卫生，养成勤洗澡的好习惯，但应避免盆浴、性生活，以降低感染风险。

（4）观察身体变化：术后应适当增加水的摄入量，多排尿，避免憋尿。同时，注意观察尿液颜色和阴道出血情况，如有异常应立即联系医务人员。

（5）并发症监测：虽然取卵术通常是安全的，但因操作不当或特殊情况下（如盆腔内器官解剖位置变异、严重粘连等）也可能引发并发症，如出血、感染、脏器损伤等。如果术后出现急腹症的症状，如腹部紧张、压痛、反跳痛或心慌、气促、血压下降等，应立即返院就诊，确保及时得到专业治疗。

18 取卵后阴道放置了纱布，可以正常解小便吗？

取卵时因阴道穿刺点出血，医生会在手术结束时在阴道内放置纱布进行压迫止血，这种纱布填塞是针对阴道而非尿道，因此不会妨碍正常的排尿功能。在排尿时，应注意观察小便的颜色和量，如果发现血尿或因纱布填塞感到不适，导致排尿困难，应及时向医护人员反映，以获得帮助和指导。

19 取卵后哪些症状提示卵巢过度刺激了？遇到这种情况该如何应对？

卵巢过度刺激综合征（OHSS）是由于卵巢对促排卵药产生过度反应而引发的一系列症状。其主要临床表现包括卵巢囊性增大、毛细血管通透性增加，导致体液在组织间隙积聚，进而可能形成腹腔积液和胸腔积液，伴随全身水肿（图 2-10）。严重时，还可能出现呼吸困难、低氧血症等严重症状，对患者的健康构成威胁。

如果出现腹胀、腹痛、腹围明显增大、食欲下降以及尿量减少等症状，这些都是 OHSS 的警示信号，要引起重视，及时返院就诊。

为了缓解 OHSS 的症状，可以采取以下措施进行自我管理：①饮食上应以高蛋白食物为主，采取少食多餐的方式，以减轻肠胃负担；②建议每天晨起空腹排尿后测量体重和腹围，并做好记录，如果发现体重和腹围持续增长并伴有腹胀腹痛，应及时就医；③适当进行活动，以预防静脉血栓形成，但请避免剧烈运动，以防卵巢扭转的发生。

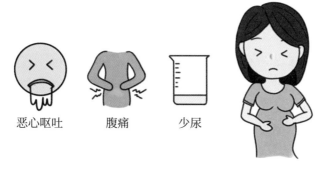

恶心呕吐　　　腹痛　　　少尿

图 2-10　卵巢过度刺激综合征

20 取卵后多久会来月经？会有提前或推迟的可能吗？

取卵后，如果没有进行胚胎移植，通常会在 10 ～ 15 天后来月经，这个时间范围因个体差异而有所不同。月经周期可能会受到之前使用的促排卵药的影响，暂时改变体内的激素环境和调节机制，从而导致月经的提前或推迟。此外，月经周期也受基础疾病（如多囊卵巢综合征）、精神因素、情绪波动、环境改变、劳累、压力过大及营养状况变化等因素的影响。

取卵后月经不规律是正常现象，特别是在取卵周期后的 1 ~ 2 次月经中，月经量和周期长度可能会有所变化。如果取卵后长时间不来月经，建议咨询医生，并可能需要进行一些检查，如 B 超检查，根据检查结果采取相应的治疗措施。

为了促进月经的正常恢复，建议在取卵后注意规律饮食和休息，养成良好的生活习惯，保持情绪稳定，这些都有助于调节内分泌，促进月经周期的规律性。

21 取卵后多久可以同房？

在取卵过程中，卵巢不可避免地会受到一定程度的刺激和损伤，因此身体需要充足的时间来进行自我修复。如果过早同房，不仅可能影响卵巢创面的愈合，还会增加感染的风险，对女性的身体健康造成潜在威胁。因此，我们一般建议女性在取卵后不要急于恢复性生活，至少要等到月经复潮后再逐步考虑。特别对于卵巢过度刺激高风险的患者，更需谨慎对待，建议等复查确定卵巢基本恢复后再考虑同房，同时注意动作轻柔，以防止卵巢扭转等意外情况的发生。

22 取卵后是否需要住院？

通常情况下，患者在取卵后不需要住院。取卵后需要休息 1 ~ 2 小时，观察生命体征是否平稳，并注意有无腹痛、阴道出血等情况，无不适即可回家。然而，如果患者身体素质较差、有出血等并发症的风险，或者在取卵后出现卵巢过度刺激综合征等并发症，医生可能会建议住院观察一段时间，以便及时发现和处理可能出现的问题。因此，是否住院应遵循医生的建议，根据个人情况和术后反应作出决定。

23 取卵后饮食上有哪些建议呢？

取卵后为了帮助身体更好地恢复和减少术后不适，饮食上建议：

（1）高蛋白食物：摄入高蛋白食物，如鸡肉、鱼肉、豆制品等。

（2）适量乳制品：牛奶和豆浆是良好的蛋白质来源，如果乳糖不耐受，可以选择酸奶。

（3）高膳食纤维食物：术后因活动减少，肠蠕动减慢，容易便秘。多食粗粮、谷物和芹菜等都有助于大便通畅。

（4）高维生素饮食：多吃新鲜蔬菜和水果。

（5）易消化食物：术后可以选择易消化的食物，避免油腻。

（6）避免辛辣和寒性食物：应避免辛辣刺激和寒性食物，以免影响身体恢复。

（7）避免饮酒和含咖啡因饮料。

总的来说，取卵后的饮食应以营养丰富、易消化、清淡为主，以促进身体的尽快恢复。

24 取卵后能进行慢跑、瑜伽等运动吗？

取卵后能否进行慢跑和瑜伽等运动，取决于个人的身体恢复情况。在刚取完卵阶段，应尽量避免剧烈运动和高强度的体力活动，包括慢跑和瑜伽。因卵巢需要时间恢复，剧烈运动可能会增加卵巢扭转或出血的风险，对身体健康造成潜在威胁。然而，对于轻微的活动，如散步，则不会对身体产生负面影响，甚至有助于促进身体的恢复。

25 取卵后有头晕、恶心、呕吐情况是怎么回事？

取卵术后若出现头晕、恶心及呕吐等症状，可能由以下多种因素引起：

（1）麻醉药物的影响不容忽视。无痛取卵的麻醉药物可能对中枢神经系统产生一定影响，进而引发头晕和恶心的症状。然而，这些症状往往是暂时性的，随着麻醉药物在体内的逐渐代谢，这些不适感也会逐渐减轻。

（2）精神紧张也可能是一个重要因素。试管过程对女性而言往往伴随着较大的心理压力，特别是在取卵日这一天，精神的过度紧张可能导致头晕和恶心的症状出现。因此，应学会释放压力，与家人和朋友多沟通，放松心情，从而有助于缓解这些症状。

（3）低血糖症状也可能是原因之一。由于无痛取卵手术需要禁食禁饮，长时间未进食可能导致血液中葡萄糖含量不足，引发低血糖相关症状，待进食后症状即可缓解。

26 取卵后卵巢恢复需要多久时间？

取卵后卵巢恢复的时间因人而异，主要受取卵数量、卵巢增大程度以及个人体质等多重因素的影响。如卵巢体积增大不明显，通常情况下，卵巢在 1 ~ 2 周即可逐渐恢复；然而当卵巢体积明显增大时，其恢复的时间会相对较长，可能需要 1 ~ 3 个月才能完全恢复。此外，若在取卵后出现腹水或出血等并发症，卵巢的恢复时间可能会进一步延长。

27 取卵后多久可以上班？

取卵后上班的时间主要依赖于个人的身体状况和工作性质。若取卵后身体状态良好，并未出现任何明显不适，且工作性质较为轻松，那么可以在休息 1 ~ 2 天后逐渐恢复正常工作。但如果在取卵后感到身体不适或工作性质较为劳累，需要付出大量的体力或精力，建议适当延长休息时间，以确保身体得到充分的恢复。

28 两次取卵间隔多长时间较合适？

两次取卵之间的合适间隔时间主要取决于第一次取卵所使用的促排卵方案以及个人的卵巢恢复情况。如果使用的是自然周期或微刺激方案，卵巢可以在较短的时间内恢复，因此可以在连续的月经周期进行取卵。如果采用的是其他方案，建议两次取卵之间至少间隔 1 ~ 2 个月经周期，甚至更长时间。

最终决定应基于医生的临床判断和患者的具体情况。医生会根据患者的卵巢反应、卵泡发育情况、患者的整体健康和前一次取卵的结果来确定最合适的间隔时间。

29 取卵后出现阴道少量血性分泌物怎么办？

取卵后阴道出现少量流血是比较常见的现象，通常是由于取卵手术过程中的一些微小损伤或激素水平波动引起的。如果出血量少，并没有伴随其他症状可先观察一段时间，期间要避免剧烈运动，以减少出血的风险，还应保持外阴部的清洁，避免感染。如果出血量较多或持续不止，或者伴有其他症状如发热、剧烈腹痛，应及时返院就诊。

30 取卵后小腹出现酸胀感是否正常?

部分患者取卵后可能会出现小腹酸胀等不适感,这主要是由于取卵后卵巢周围有少量渗液以及促排卵导致的卵巢体积增大所致。通常情况下,这些轻微的不适会在术后几天内自然缓解。在此期间,应注意休息,避免剧烈运动,以促进身体的恢复。然而,若患者出现持续性的腹胀、腹痛,并伴有小便量减少、呼吸困难等症状,需高度警惕卵巢过度刺激综合征的发生。一旦出现上述症状,应及时就医。

31 取精困难患者需要提前做什么准备呢?

对于取精困难的患者,提前做好准备是非常重要的。以下是一些建议:

(1)健康的生活方式:女方进入周期后,男方需注意休息,避免吸烟、饮酒、熬夜等不良生活习惯,这些都会对精子的质量和数量产生不良影响。

(2)禁欲时间:建议在取精前禁欲2~7天,以保证精子的质量。

(3)心态调整:取精困难可能与心理因素相关,因此患者需提前调整心态,保持轻松和自信。通过深呼吸、冥想或与伴侣沟通等方式,有助于缓解紧张情绪,使取精过程更为顺利。

(4)冷冻精子:对于过往有取精困难的男性,建议在取卵手术前提前冷冻一份精液备用,这样可以在关键时刻减轻压力,确保手术的顺利进行。

第六节 生命的种子即将生根发芽——胚胎移植

1 什么是胚胎移植?

胚胎移植是试管婴儿技术的专属名词,指的是将体外培养的胚胎在合适的时间移植回妈妈子宫的技术。

2 取卵后多久可进行新鲜胚胎移植?

常规情况下,我们会在取卵后第3~5天进行新鲜胚胎移植,此时子宫存在一个种植窗,容易接受胚胎着床,具体移植时间需要医生根据患者的身体情况和胎情况来决定。

3 哪些情况不适合做鲜胚移植？

每一对试管婴儿助孕的夫妻，在经历了促排、取卵，进入最激动人心的移植时刻，有时会面临"鲜胚移植"或"全胚冷冻"的选择。如果有以下情况，医生会建议暂时不移植：

（1）有卵巢过度刺激风险的患者：在超促排卵的过程中，有些患者发育的卵泡数较多，雌激素水平高，出现恶心、腹胀，甚至会胸闷、腹水等情况时，不适合移植。

（2）内膜条件不好的患者：如果有内膜过薄、过厚、形态不好，有息肉、增生、粘连等，不利于胚胎植入或发育。

（3）扳机日孕酮高或者连续两日孕酮升高的患者：孕酮高，子宫内膜容受性会下降，会影响移植后的成功率。

（4）输卵管积水严重患者：如果有输卵管积水，避免影响胚胎着床，建议先治疗积水后再进行移植。

（5）临床治疗方案的因素：部分的治疗方案不适合鲜胚移植，如黄体期促排方案、高孕激素状态下促排卵（PPOS）方案。

（6）个人因素和突发其他疾病或遇到其他情况：如取卵后出现严重的感冒、发热、咳嗽、腹泻或生殖道的急性感染时。

4 鲜胚移植和冷冻胚胎移植哪个成功率高？

鲜胚移植指的是取卵术后 3 ~ 5 天内进行的胚胎移植，冻胚移植指的是将胚胎冷冻，各项身体指标恢复，等到患者子宫环境及内膜环境等达到移植条件后，将胚胎解冻复苏后进行移植。当前胚胎冷冻技术已经非常成熟稳定，冷冻后再解冻对胚胎的影响微乎其微。所以，到底是鲜胚移植还是冻胚移植需要根据具体条件来定，妊娠率没有明显差异（图 2-11）。

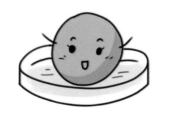 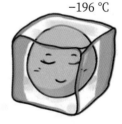

−196 ℃

新鲜胚胎　　　　　　冷冻胚胎

图 2-11　新鲜胚胎、冷冻胚胎

5 冻胚移植时，人工周期和自然周期哪种好？

人工周期和自然周期在冻胚移植中各有优劣，选择哪种周期更好取决于患者的具体情况。

人工周期主要适用于月经周期不规律、闭经、对促排卵反应不佳、长期无排卵或患有多囊卵巢综合征的患者，其优点是可以通过药物模拟自然受孕状态的内膜环境及激素水平，更好地控制移植时机，且来院次数较少，用药周期较稳定，不受排卵影响。但人工周期需要使用较多药物，可能会增加高血压、高脂血症等并发症的风险。

自然周期则主要适用于月经周期规律且能正常排卵的女性。自然周期移植更接近自然受孕状态，不需要额外使用药物来调控女性体内的激素水平，从而减少了对身体的干扰和副作用。但是，自然周期的时间较难掌握，可能需要多次来院监测卵泡发育情况，且容易受到排卵情况的影响。

6 胚胎移植可以选择性别吗？

理论上来说，试管婴儿是可以选择性别的。

试管婴儿选择性别通常针对的是男方或者女方有遗传性疾病，不希望基因遗传给子代，就可以在胚胎植入前进行筛选。部分遗传性的疾病与性别相关，在胚胎植入前进行性别筛选可以阻断这种遗传风险，但是需要医学指征，也就是要有医学适应证的情况才可以进行。

按国家卫生健康委员会规定，不可以随意进行性别选择，所以对于不存在遗传因素的情况下，医院不允许进行性别选择。

7 移植前为什么要适度憋尿？

从解剖位置看，子宫与膀胱相邻，做腹部B超时，需要借助充盈的膀胱才能更看清内膜情况。当膀胱处于充盈状态时，在B超显影中整体色调以黑色为主，子宫内膜会呈灰白色凸显，在视觉上产生反差，就有利于看清子宫的位置和内膜的形态。此外，充盈的膀胱还会产生重力，使子宫受到一定的压迫，呈舒展状态，有利于移植管顺利进入宫腔，指导移植导管的走向，从而把胚胎放在最理想的位置（图2-12）。倘若不憋尿，B超下的膀胱和子宫内膜颜色一致，都是灰白色，不利于分辨膀胱和子宫内膜。但膀胱过度充盈也不利于阴道操作，所以憋尿程度达到有尿意便可。

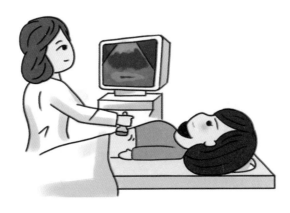

图 2-12　B 超辅助移植

8 怎样才能把小便憋好？

移植前憋尿有一定的技巧，对于时间和量都是有要求的，喝水并不是越多越好，适量就行。因为膀胱过度充盈，反而不利于移植手术操作，而且术后还容易发生尿潴留等并发症。

移植前憋尿小技巧分享给大家：①移植当天，确认好移植时间后，提前 1 ~ 2 小时摄入 300 ~ 500 mL 的水即可，少量多次的原则；②一口气喝下大量的水会让尿意很明显，严重情况下还会出现腹胀，并不利于移植；③移植前在紧张情绪的影响下，可能尿意感会很强烈，术前可以少量地排出一些减轻腹胀情况。

9 胚胎移植手术痛吗？

胚胎移植不需要麻醉，大概需要 5 ~ 10 分钟就可以完成，会有轻微的不适感，不会有痛感。因为移植管需要经过宫颈进入宫腔，在通过宫颈管内口时极少数人会有轻度的胀痛感，无须过分紧张，放松心情配合医生就可以。

10 移植一次可以放几个胚胎？

根据中华医学会生殖医学分会《关于胚胎移植数目的中国专家共识》，无论任何年龄、移植周期次数，每周期胚胎移植数目均 ≤ 2 个。对于有多胎妊娠禁忌的情况如单角子宫、瘢痕子宫等，或身材瘦小、宫腔粘连、既往有基础性疾病（如高血压、糖尿病）等，建议选择单胚胎移植。获得足月、健康的婴儿是辅助生殖技术治疗最终的目标，也是医生和准爸爸妈妈们最美好的心愿。

11 移植完后解小便胚胎会掉出来吗？

胚胎移植是将胚胎放入宫腔内，宫腔前后壁有着柔软的内膜，而且子宫是个闭合的腔隙，前后壁是自然贴合的，胚胎本身也几乎没有重量。其次，子宫和尿道口是两个完全不同的器官，小便是通过尿道口排出，两者完全不相关联。所以，移植后可以放心去小便，不要担心胚胎会被排出来。

12 胚胎移植术后需要躺多久？

胚胎移植手术后在休息室卧床休息 15～30 分钟即可。移植后回家不建议长时间卧床休息，长时间的卧床休息使血液流动缓慢，对于高龄、肥胖、高凝状态的患者来说，会增加血栓性疾病发生的风险，还会因活动减少、肠蠕动变慢，容易出现便秘；长时间卧床还会导致腰酸背痛，注意力全部集中在肚子上，增加心理负担。

13 移植后，平躺、侧躺哪个更利于胚胎着床？

胚胎移植后，任何睡姿都不会影响妊娠（图 2-13）。侧躺、平躺都没有问题，不要盲目地认为某一种姿势有利于胚胎着床就一直保持这个姿势。这样会让人更紧张，是不利于胚胎着床的。

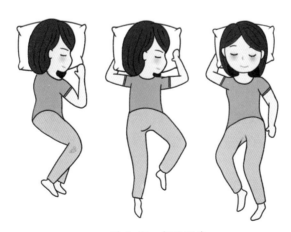

图 2-13　舒适睡姿

14 移植后可以爬楼梯吗？

移植后正常活动都没有问题，所以移植后是可以爬楼梯的，但是注意在爬楼时要放慢速度，不要过快，尽量避免在爬楼时提重物。

15 移植后可以上下班吗？

如果工作相对轻松，不需要过多的体力活，又能保证有充足的休息，身体也没有其他不适的情况下，是可以上班的。但是如果上班太过于劳累，工作强度容易导致身体和精神的过度劳累，就建议先休息，暂时不要工作。可以待胚胎着床稳定后再工作。

16 移植后可以坐车、坐飞机回家吗？

移植后可以正常乘坐交通工具回家，但是不建议长途旅行和路途上的过度颠簸。

17 移植后可以洗热水澡吗？

胚胎移植后，当天就可以洗头、洗澡，洗澡时注意不要时间过长，水温适宜，避免受凉；洗头洗澡后要及时将头发和身体擦干，避免感冒；建议淋浴不要盆浴。

18 移植后感冒了可以吃感冒药吗？

移植后感冒了是否要吃药要视情况而定。移植后，如果是轻微感冒，如鼻塞、流涕、咽痛，可以多喝热水，注意休息。如果感冒加重并伴有发热、严重咳嗽、全身酸痛等症状，要排除流行性感冒，并在医生指导下安全用药。

19 移植后觉得腹部凉可以用热水袋热敷吗？

胚胎移植后不建议热水袋腹部热敷。胚胎对温度比较敏感，腹部热敷容易因温度过高刺激子宫收缩，影响宫腔环境和胚胎着床。

20 移植后阴道流血怎么办？

移植一周内出现阴道流血，为少量咖啡色或点滴状出血，不伴有其他不适的情况，可以先观察，不必过于紧张。这可能是移植过程中宫颈糜烂面被移植导管轻微触碰导致，不需要特殊处理；在移植 7 ~ 10 天后出现少许阴道流血，这可能是由于胚胎植入时侵蚀到子宫内膜毛细血管所致，是常见现象，无须紧张，应遵医嘱继续药物保胎，如阴道流血量增多时请及时去医院检查。

21 移植后便秘怎么办？

由于试管婴儿移植后需使用孕酮类药物保胎，这类药物本身会导致肠蠕动减慢产生腹胀，再加上移植后活动量少，饮食较为油腻，所以容易出现便秘。便秘较轻时，可以通过调整饮食结构来纠正，如多吃蔬菜水果、高纤维饮食、粗粮，适量活动，避免过度卧床休息。如便秘时间较长，以上方法不能减轻症状，需要去医院就诊。

22 移植后腹痛是什么原因？要怎么办呢？

有极小一部分患者在移植后会说小腹处有不适，伴随腹痛，有时像针扎一样，时间不确定，这种情况一般不需处理，可能与精神过度紧张有关，需要及时调整状态，放松心情，轻松面对。但如果腹痛情况持续存在，或逐渐加重，请及时来医院就诊。

23 移植后出现血尿怎么办？

胚胎移植前，为了在 B 超引导下更好地让子宫显影，患者往往在短时间内会喝水憋尿。极个别患者可能因为膀胱过度充盈，在移植后又迅速排空膀胱，造成膀胱压力瞬间骤减而引起的膀胱黏膜渗血或小血管破裂出血，就出现了血尿的情况。移植后建议缓慢排尿，切勿憋尿，以免引起尿潴留或膀胱出血。

24 移植后可以过性生活吗？

移植后不建议性生活。新鲜胚胎移植后，由于阴道壁有穿刺点，卵巢在促排卵后会体积增大，为避免卵巢扭转引起感染，所以要避免性生活。对于冻胚移植后，也不建议性生活，因为性生活容易引起子宫内膜的异常蠕动，容易诱发子宫收缩，不利于胚胎着床。整个孕早期、孕晚期也是不建议有性生活的，容易增加阴道炎、阴道出血、先兆流产、胎膜早破、诱发早产甚至威胁母婴健康的风险。

25 移植后有什么感觉吗？试纸"白板"是不是说明没有怀上呢？

移植后的感觉因人而异，有人认为胸胀、腰酸等不适是怀上的症状，其实有些怀上可能一点感觉都没有。即使测到白板，也不能认为就一定是失败了，一定不能随意停药，要以最后抽血检验的结果为准。

26 移植后紧张失眠怎么办？

有的患者在试管婴儿移植后因为过度担心胚胎是否着床，承受着巨大的压力而引起失眠。其实，心理状态对女性受孕有着重要的作用，女性的生殖系统受大脑皮质的影响和调控，当压力过大时，就会容易导致内分泌紊乱，从而影响胚胎着床。对于移植后的失眠，可以从以下方面进行调整：

（1）寻求家人的帮助，找失眠的原因：移植后的失眠大部分因为压力大而产生，要学会调整好自己的心态，可以和丈夫、父母、姐妹说出自己的困扰，获得理解和支持。

（2）创造良好的睡眠环境：良好的睡眠环境更有利于快速入睡，可以将房间布置得干净整洁，调整好温湿度，避免灯光的影响；不轻易换环境休息，避免陌生环境带来不适而影响睡眠。

（3）养成好的睡眠习惯：为保障充足的睡眠时间，建议不要熬夜，不要睡前追剧、打游戏。可以播放轻松舒缓的音乐来帮助睡眠。

（4）合理调整睡前饮食：晚餐不宜吃得过饱，饮食清淡为主。过多的高蛋白高脂肪食物，容易给胃肠道带来负担，引起不适，使人不容易进入睡眠状态。建议睡前喝一杯热牛奶，在补充营养的同时，又有利于助眠。

27 移植后可以使用手机等电子产品吗？

手机等电子产品是我们日常生活中必不可少的工具，其辐射是否影响胎儿的生长发育，目前还备受争议。但长时间使用手机上网、玩游戏、过度紧张或兴奋会导致失眠、头晕、头痛等症状，为了身体健康，应避免长时间使用电子产品。

28 移植两个胚胎，做超声检查时只看见一个孕囊，另外一个胚胎去哪里了？

移植两个胚胎双胞胎的概率为 20% ~ 30%，另一个胚胎未能着床，意味着自然凋亡，凋亡后会被孕妇自身免疫系统识别为外来物，被自身吞噬细胞吞噬从而代谢或随着分泌物排出，孕妇自身并不会产生明显不适。

29 移植两个胚胎就一定会生双胞胎吗？

移植进宫腔的胚胎是否能顺利着床，与胚胎质量、子宫环境、内分泌系统等息息相关。移植 2 个胚胎常规情况下可能会出现单胎妊娠、多胎妊娠、受孕失败或异位妊娠等情况。

多胎妊娠带来的孕期相关并发症和给准妈妈带来的不适感较单胎可能更明显，所以，不建议盲目追求双胞胎，单胎妊娠更利于准妈妈和孩子的健康成长。

30 移植后，剩余的胚胎要怎么处理？

通常情况下，一个取卵周期会获得多枚卵子，经历体外培养后可能获得多个胚胎，如果进行了移植，剩余的胚胎会在实验室胚胎学家的操作下做以下处理：

（1）冷冻保存：医生会根据胚胎情况给予建议，并进行冷冻。如果这次移植后未成功受孕，下一周期可以将本次冷冻的胚胎进行解冻后移植。如果受孕，可以待之后再生育时解冻移植。

（2）囊胚培养：是指将卵裂期的胚胎继续在体外培养至第 5 天或第 6 天，胚胎内部开始出现含有液体的囊胚腔。囊胚培养的优势有：①囊胚种植率更高，和内膜同步性更好，可以显著提高妊娠率；②囊胚培养可有效筛选胚胎，对于卵裂期看上去不错但是缺乏发育潜能的胚胎进行淘汰；③优质的囊胚行单胚胎移植可以降低多胎妊娠的风险。但是，任何事情都有其两面性，在囊胚培养的过程中，会有一定风险，不是每一个胚胎都能养成囊胚，如果全胚进行囊胚培养，可能面临没有胚胎的风险。

（3）丢弃或用于科研：对于一些发育较差、评分低的胚胎，会在培养的过程中直接进行淘汰。目前，我国对于人类胚胎用于科研的伦理审查非常严格，所以很少将正常可以利用的胚胎用于科研。

31 胚胎冷冻有什么好处？

在 20 世纪 80 年代，世界首例"冷冻宝宝"诞生，到目前为止，全世界有近 50 万的"冷冻宝宝"诞生，胚胎冷冻技术在辅助生殖领域已经非常成熟。

我们常说的胚胎冷冻是指将胚胎经过冷冻保护剂的处理后装载在冷冻载杆上，然后经过降温处理，再将胚胎置于 –196 ℃的液氮中保存。待需要使用时，再进行解冻移植。胚胎冷冻给临床医生和患者带来了很多的便利，选择的空间更大：①它可以有效降低治疗的总费用，节省重复促排、取卵等一系列的操作，减轻患者经济和身体上的负担；②有效避免特殊情况降低妊娠率，对于内膜薄、有粘连、孕酮高或者有发热感冒症状的患者，可以直接冷冻；③有卵巢过度刺激倾向的患者，取消鲜胚移植将胚胎冷冻可预防中重度卵巢过度刺激综合征的发生；④因疾病需要接受卵巢组织切除、放化疗的患者可以通过胚胎冷冻保存生育力；⑤可以合理地限制下一周期移植胚胎数，降低多胎妊娠率。

32 胚胎冷冻有风险吗？最长能保存多长时间？

目前，胚胎冷冻主要采用玻璃化冷冻法，该方法是在冷冻保护剂的保护下，将胚胎冻于 –196 ℃的液氮中（图 2-14），细胞在这种环境下几乎停止一切代谢活动，进入"休眠"状态，经长期的实践证明是安全可靠的。并且此方法操作简单，降温快，对胚胎的损伤小，复苏成活率高。

国内某中心曾报道，将保存了 18 年的胚胎进行解冻后移植成功妊娠并出生健康婴儿，理论上胚胎可以永久保存，但临床实践中胚胎的最佳保存期限为 5 ~ 10 年（图 2-15）。随着国家生育政策的放开，建议尽早进行冷冻胚胎移植。

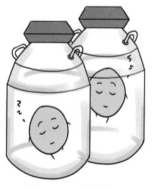

图 2-14　液氮冷冻

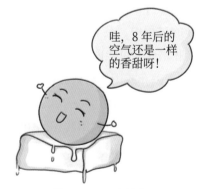

图 2-15　胚胎解冻

33 胚胎经过冷冻后，质量会变差吗？

胚胎冷冻是采用特殊的保护剂将胚胎置于 –196 ℃的液氮中保存，在这种超低温的环境下，细胞内的新陈代谢被降到几乎为零，但是并不失去复温后恢复代谢的能力。所以只要复苏后胚胎存活，基本上对胚胎质量是没有太大影响的。

34 医院要同时处理这么多患者，不会弄错弄混吧？

在试管婴儿的治疗过程中，卵子、精子、胚胎的处理都是在胚胎实验室内进行的，实验室是封闭的工作环境，不对外开放，不少患者都会有胚胎被弄错的担忧。

为了确保每一位患者的生育安全，胚胎实验室有着严格的操作流程，每一步的操作都必须是双人核对签字后进行。医院会对每一位实施辅助生殖助孕的夫妻进行脸部拍照和指纹录入，并在关键节点，如取卵、取精、胚胎解冻、移植等环节，进行身份核对和验证，确保所有信息吻合后才开始治疗。胚胎冷冻时也会将患者及胚胎的情况进行详细登记。

35 冷冻在医院的胚胎，能拿回吗？

胚胎作为潜在生命特质的特殊产物，在《中华人民共和国民法典》也受到了保护，医院必须严格按照管理规范和医学伦理的要求，杜绝买卖胚胎、违规实验、代孕及性别鉴定等违反法律和伦理道德的行为，因此医院要保证自己培养出来的胚胎应用在法律允许的范畴，胚胎能"冻"不能"动"。

36 移植后怎么计算末次月经和预产期？

试管婴儿的预产期与自然周期的预产期计算一样，也是以末次月经来计算的：即末次月经月份加 9 或减 3，天数加 7。

末次月经计算：若移植第 3 天胚胎，末次月经日期为移植日减去 17 天，例如某患者移植日是 1 月 20 日，即她的末次月经为 1 月 3 日；若移植第 5 天、第 6 天囊胚，末次月经为移植日减去 19 天，例如移植日是 1 月 20 日，即末次月经为 1 月 1 日。

预产期计算：末次月经的月份加 9 或减 3，同时末次月经的日期加 7。例如：某孕妇末次月经为 2024 年 1 月 3 日，即预产期为 2024 年 10 月 10 日。

37 移植后注射绒毛膜促性腺激素会影响验孕的准确性吗？

人绒毛膜促性腺激素（HCG）是妊娠期间由胎盘合体滋养层细胞分泌产生的一种糖蛋白激素，它会存在于孕妇的血液、尿液、羊水和胎儿体内，对维持正常妊娠有重要意义。注射 HCG 后血药浓度到达顶峰的时间是 12 小时，12 小时后达到比较稳定的低浓度，但是每个人对药物的代谢能力不一样，通常情况下一般人可能需要 5 ~ 7 天才完全代谢，所以在注射 HCG 后建议一周内不要验孕，避免影响结果。

38 移植后多久可以看见胎心？

一般在移植后第 28 ~ 30 天，也就相当于停经 45 ~ 49 天，准妈妈们可以通过 B 超检查看孕囊及胎心、胎芽情况（图 2-16），以确认是宫内还是宫外妊娠。如果没有，可能是胚胎着床较晚，一般建议一周后复查。

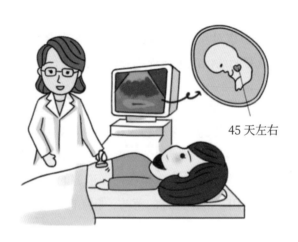

45 天左右

图 2-16 B 超检查

39 黄体补充的药物那么多，该如何选择？肌内注射黄体酮和经阴道用黄体酮效果一样吗？

黄体酮是由卵巢黄体分泌的一种天然孕激素，为维持妊娠所必需。试管婴儿助孕患者因为治疗时要经过降调节、促排卵、取卵等过程及取卵操作会使颗粒黄体细胞减少，会引起黄体不足。黄体功能不全会影响胚胎的着床和发育，导致妊娠率下降，增加流产的风险。临床上，常用的黄体支持有注射剂、阴道栓剂、口服药3种，3种剂型各有优缺点，疗效相同，医生会根据患者情况选择适合的药物。

（1）黄体酮注射液是最传统的制剂，已经有上百年的历史，已经广泛应用于临床。其主要成分为天然黄体酮，优点是价格便宜，疗效确定。在肌内注射黄体酮后（图2-17），血液中的孕激素水平会随之升高，医生可以根据结果进行增减药物。但是，黄体酮注射液是油剂，注射时疼痛感明显，不容易被吸收，注射时间长时注射部位容易出现红肿、硬结。需每天注射，需要往返医院，较为不便。

（2）阴道用黄体酮制剂是目前可以替代肌内注射黄体酮的药物。经阴道途径给药（图2-18），由于靶向作用于子宫，子宫局部的孕酮浓度增高，全身不良反应减少，操作简单、塞药时无痛感，被大多数患者接受。极少部分患者塞药后有可能出现阴道瘙痒，还会有部分药渣排出，会担心药物不能完全吸收影响效果，增加了心理负担。

（3）口服给药最大的优点就是用药方便，其效果也好，但是因为口服药需要经过消化道吸收，对于孕早期的妈妈们来说，因为孕吐严重，就不太合适。对于肝功能不好的患者来说，可能会增加肝脏负担也影响药物吸收。

多样化的药物剂型给大家提供了更多的选择机会，可以根据自身状况和经济情况进行选择。

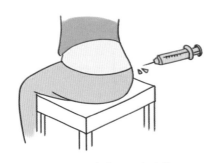

图2-17　黄体酮肌内注射

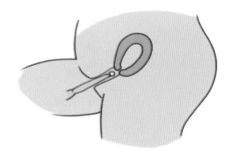

图2-18　使用黄体酮阴道缓释凝胶

40 肌内注射黄体酮后臀部出现"硬结"怎么办？

黄体支持在试管婴儿助孕过程中，起着至关重要的作用。相比口服和阴道给药，肌内注射黄体酮是最常见的一种给药途径，由于注射治疗时间过长，多次注射后药物的蓄积可能对局部肌肉刺激，引起硬结、红肿、痒、痛等不良反应，给准妈妈们带来困扰。黄体酮注射后做好以下几点，让孕期远离"硬结"（图 2-19）：

（1）固定注射时间，药物注射时深度要适宜，臀部两侧轮流注射，避免药物的蓄积。注射完药物后不要长期卧床，适当活动，促进血流加速，增加药物吸收。

（2）热敷注射部位，改善血液循环，促进药物吸收和消散。每天热敷 2～3 次，每次 30 分钟，注意温度，防止烫伤。还可以用手掌进行按摩，消肿散结。

（3）局部皮肤红肿时，还可以用土豆片贴敷。新鲜的土豆切片，贴在硬结或红肿处，土豆片变黑就更换，有活血消肿的作用。

（4）如果硬结处出现了明显的红肿热痛，就要考虑是否出现感染或者脓肿，需要去医院酌情处理。

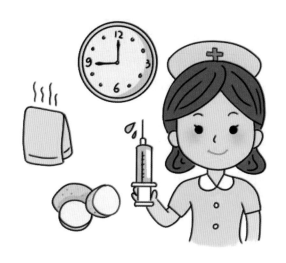

图 2-19　远离"硬结"方法

41 移植后为什么会做春梦？

在试管婴儿治疗过程中，经过促排卵后，准妈妈体内的雌激素水平会显著升高。胚胎移植后，为了弥补内源性激素的不足，通常会使用黄体支持药物来维持体内的激素水平，以促进胚胎的着床。然而，在这些性激素的影响下，准妈妈可能会经历性欲的提升，导致春梦的频繁出现。

春梦本身是一个相对正常的现象，如果偶尔发生几次，并且没有引发持续的子宫收缩，那么通常可以先进行观察，无须进行特别的处理。但是，如果春梦频繁发生，或者春梦后伴有强烈的宫缩并引起腹痛，那就需要引起重视，及时返院就诊。

42 移植后如何避免做春梦呢？

春梦不仅可能干扰准妈妈的睡眠质量，还可能引起不必要的焦虑和紧张，对胚胎的着床和发育产生不利影响。为了帮助准妈妈有效应对这一问题，以下是一些实用的建议。

（1）保持良好的睡眠习惯：移植后，准妈妈需要确保足够的睡眠时间，避免过度劳累。睡前听听舒缓的轻音乐有利于放松心情，并帮助进入深度睡眠。

（2）转移注意力：多做一些自己感兴趣的事情，可进行深呼吸和冥想练习，这些练习有助于缓解紧张情绪，减少压力和焦虑，从而降低做春梦的可能性。

（3）避开刺激源：尽量避免接触言情剧或相关文学作品，可能会激发情感因素，增加做春梦的概率。避免饮用含咖啡因或刺激性饮料，这些饮料可能会影响睡眠质量，增加梦境的活跃度。可以选择一些轻松愉快的动画片、喜剧片作为娱乐消遣。

（4）穿着注意：尽量穿宽松衣物，外出时一定要穿内衣，避免衣服摩擦乳头引起宫缩。

第七节 紧张又期待的"开奖环节"——验孕

1 移植后的验孕方式有哪些？

常见的验孕方式包括尿液检测（图 2-20）和血液检测人绒毛膜促性腺激素（图 2-21），其中血液检测更为准确。

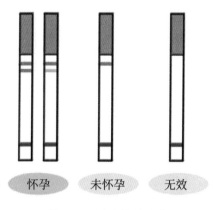

怀孕　　未怀孕　　无效

图 2-20　尿液检测验孕

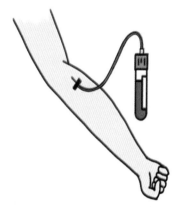

图 2-21　血液检测验孕

2 移植后可以提前验孕吗？

　　胚胎移植术后建议患者保持良好的心态，合理休息。一般情况下，胚胎移植第 11 ~ 12 天（囊胚移植则在移植第 10 天）可以用早孕试纸测晨尿验孕，第 12 ~ 14 天返院抽血检查确认是否怀孕。不建议过早验孕，避免增加心理压力。

3 为什么建议验孕要收集晨尿进行检测？

　　早孕试纸的原理是检测尿液中的人绒毛膜促性腺激素（HCG）来判断是否怀孕。在受精卵着床后，体内开始分泌 HCG，尿液中的 HCG 浓度增加，这时使用早孕试纸检测晨尿，如果怀孕，试纸上会显示两条红线，基本可确定怀孕。从实质上来说，一天当中任何时间段的尿液都可以用来验孕，一般会建议起床后的第一次尿液，此时尿液浓度最高，HCG 含量也高，更容易被检测出来。

4 早孕试纸测出两条杠就意味着成功怀孕了吗？

　　早孕试纸测出两条杠，怀孕的可能性很大，但这并不意味着百分之百确定成功怀孕。因为早孕试纸的准确性并非绝对，可能受到多种因素的影响，如药物使用、病理因素等，所以建议抽血来确认是否怀孕。

5 确认怀孕后可以立即减药或停药吗？

　　试管婴儿助孕成功后，不可以立即减药或停药，通常需要继续使用药物进行黄体支持，以维持妊娠。这些药物有助于提高胚胎移植的成功率，并需要持续使用一段时间。

　　医生会根据情况逐步减少药物的用量，以避免激素水平的波动对胚胎造成不良影响。如果突然停药可能会导致激素水平下降，从而增加流产、胚胎发育不良等风险。药物的减量和停用应在医生的指导下进行，不可自行决定。

6 验孕后如果确认怀孕，需要注意什么？

　　验孕后如果确认怀孕，日常活动是不受影响的，如上班属轻体力劳动，还可保持工作状态，避免久坐，可适当活动，如散步等。但应避免剧烈活动及性生活，其次饮食要均衡防止便秘，还应保证充足的睡眠，保持平和的心态。

7 确认怀孕后出现阴道流血或腹痛怎么办？

　　确认怀孕后如出现阴道流血，应考虑先兆流产的可能，需及时就医检查，看是否需要住院保胎；若出现阴道流血并伴随腹痛的情况，在孕早期要仔细地进行 B 超检查，确认是否宫内妊娠，排除异位妊娠的可能。

8 如果尿液检测结果呈阴性，是否意味着怀孕失败？

　　尿检呈阴性，并不一定意味着怀孕失败。有时候胚胎着床时间延迟，或者尿液中 HCG 水平尚未达到可检测程度。因此，医生会建议待血检结果出来，以确定是否怀孕。

9 移植失败后可立即停药吗？多久会来月经呢？

　　试管移植失败后，是否立即停药取决于个体情况和医生的建议。有些情况下，移植失败后可能需要继续服用某些药物来帮助调整身体状态，并为下次移植提高成功率。

　　移植失败后的月经恢复时间也会因人而异。通常情况下，试管婴儿移植失败后，需要1～2周的时间才会来月经。这个时间范围可能会受到药物、体质、心理状态以及生活习惯等因素的影响。

　　如果在移植失败后3周左右的时间，月经仍未恢复，建议及时去医院进行检查，以了解引起月经延迟的具体原因，并根据医生的建议进行处理。

10 倘若受孕失败，隔多久可以再次尝试移植？

移植失败后，下次移植的时机受女性身体状况、胚胎类型及移植后恢复等多重因素影响。若有剩余胚胎，可待月经来潮后开始准备内膜进入新的移植周期，通常约需 1 个月；若无剩余胚胎，则需重新促排卵、取卵，可能耗时 1 ~ 2 个月或更长。若移植失败源于子宫环境或胚胎质量问题，应在下次移植前进行全面身体检查，并针对失败原因进行调养。移植失败后，一般建议至少等待 1 个月再考虑下次移植，并需根据医生建议决策。同时，女性应充分休息、规律作息、加强营养，以提升移植的成功率。

11 移植失败原因有哪些？

目前医学上认为，移植失败的原因主要来自母体和胚胎两个方面，即种植成功需要肥沃的土壤和优质的种子同时作用。移植失败通常有以下因素：

（1）子宫因素：移植失败首先需排除子宫因素，据统计，失败患者中有 25% ~ 50% 存在宫腔异常。针对这种情况，可通过宫腔镜发现患者可能存在子宫畸形、子宫内膜息肉、宫腔粘连、子宫黏膜下肌瘤或子宫腺肌瘤等。还有一些潜在内膜因素也会影响胚胎种植，在反复失败的患者中有部分存在种植窗偏移。种植窗就是指子宫内膜接受胚胎的窗口期，每个月经周期中，子宫内膜只有在特殊时期才具备对胚胎的接受能力，对于此类患者，可以通过改变移植策略或种植窗检测改善临床结局。

（2）胚胎因素：女方高龄、卵巢功能减退、男方精子 DNA 碎片率高、先天性配子缺陷等因素均会影响配子的正常发生和配对，从而导致胚胎染色体异常率升高。目前胚胎评分主要依据外观形态学评分，比较主观，有些胚胎虽然评分高，但可能存在染色体问题导致自身发育障碍，这类存在缺陷的胚胎往往导致胚胎无法着床或着床后流产，解决这一问题需要通过植入前遗传学筛查进行评估，即"第三代试管婴儿技术"。

（3）免疫和基因染色体因素：若查出免疫问题，需通过免疫类药物进行调理，以改善免疫失衡状态。

（4）凝血异常：某些凝血功能异常，如"抗心磷脂抗体综合征"或"易栓症"，都会导致子宫内膜供血不足，影响种植环境从而影响胚胎着床。

（5）代谢因素：胚胎着床的良好环境也需要糖代谢、脂代谢等因素均衡发展。如代谢异常易造成胚胎"居住环境"恶劣，导致种植失败。

（6）不明原因：有将近 30% 的准妈妈是找不到失败原因的，尽管准妈妈的宫腔环境良好，胚胎质量上乘，且免疫等相关检查均无异常，胚胎却仍未能成功着床。

第八节　终于等到你，加倍呵护你——随访／孕检

1 行试管婴儿助孕的患者为什么要随访？

随访指的是医院对曾经在院就诊的患者，进行定期的病情了解和康复指导，简单来说就是对诊疗的患者继续进行追踪、随访。对每一对行试管婴儿助孕的夫妻及时随访，有着重要的意义：

《人类辅助生殖技术规范》要求从事人类辅助生殖技术机构对体外受精 - 胚胎移植的出生随访率不得低于 95%。

能及时了解患者孕早期、中期、晚期直至分娩的情况，及有无妊娠期并发症和子代出生缺陷等，对于及时发现的问题进行指导和管理，有利于维护母婴健康，促进优生优育。

方便医生对患者相关资料进行统计分析，积累经验，有利于临床科研工作的开展和业务水平的提高，从而更好地服务患者。

2 试管婴儿随访的时间节点有哪些？具体有什么内容？

试管婴儿随访的时间节点和具体内容如下：

（1）移植后 12 ~ 14 天：需要抽血查 HCG、孕酮等，以确定是否受孕。

（2）移植后 28 ~ 30 天：进行超声 B 超检查，确定临床妊娠，排除异位妊娠，了解孕囊、胚芽及胎心情况，并指导用药及下次复诊时间。

（3）移植后 35 ~ 40 天：进行超声 B 超复查，确定宫内胎儿发育情况及数目，指导用药，定期产检。

（4）分娩后：了解分娩情况（孕周、分娩方式、产后身体状况等）、新生儿情况（性别、体重、身长以及健康状况、有无出生缺陷等）。

（5）远期随访：了解宝宝出生后的喂养方式及其 1 岁生长发育情况等。在宝宝的成长过程中，我们会不定期追踪，了解其生长发育及母亲健康状况。

除以上需要随访的固定时间外，若出现腹痛、阴道流血、胚胎停育等特殊情况，都随时与中心保持联系，医生会给出指导和建议，或在下次助孕过程中通过方案的调整，尽可能降低风险。

3 多胎真的是一种幸运吗？有没有风险？该如何面对？

很多人会认为孕育双胞胎甚至多胞胎是一种幸运和幸福加倍的事情（图2-22），却忽略了多胎给母婴带来的潜在风险。

（1）对孕妇的风险：多胎妊娠的自然流产率是单胎的 2～3 倍；妊娠高血压的发生率为单胎的 3 倍；还容易发生贫血导致胎儿缺氧、生长迟缓；患妊娠期肝内胆汁淤积症是单胎的 2 倍，易引起早产、胎儿窘迫、死胎、死产；子宫肌纤维过度伸展导致子宫收缩乏力，胎盘附着面大，易发生产后出血和感染。

（2）对胎儿和婴儿的风险：多胎妊娠容易出现早产、胎儿宫内生长迟缓、宫内窘迫死亡、胎儿畸形率比单胎高 2 倍，新生儿和婴儿近期和远期的发病率增加，如低体重儿、脑瘫、学习障碍、语言发育迟缓、慢性肺病、发育迟缓和死亡的风险增加。

并不是所有的多胎妊娠都要进行减胎术，只有以下情况才建议减胎：①三胎及三胎以上妊娠；②瘢痕子宫，包括前次剖宫产分娩、子宫腺肌瘤剔除手术、巨大子宫肌壁或黏膜下肌瘤剔除手术等；③妊娠合并疾病，妊娠合并甲状腺功能亢进症、妊娠合并高血压或糖尿病未得到有效控制、妊娠早期并发重度卵巢过度刺激；④孕妇自身情况，如身材矮小、子宫较小；⑤前次妊娠有中期流

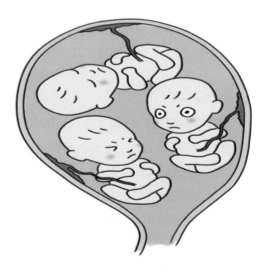

图 2-22　多胎妊娠

产或引产史、有宫颈功能不全的孕妇。

通过多胎妊娠减灭术可以降低多胎妊娠的并发症，保证胎儿更好地生长发育和出生结局。

4 减胎手术风险大吗？

减胎术是很成熟的一项手术，成功率及安全性不用过分担心，但也存在一定风险。减胎术为宫腔内操作，增加了流产风险，术后还存在感染、出血、凝血功能障碍等风险；若减灭的胎儿有心搏复跳可能，需要再次减胎；不能保证继续妊娠的胚胎没有畸形，也不能保证留下的胚胎不会发生流产。

随着减胎技术的成熟，减胎成功率达90%以上，一般来说孕周越小，减胎成功率越高，因胚胎小、坏死组织少，容易吸收且对其他胚胎影响小。

5 减胎手术有时间限制吗？选择减去哪个胚胎呢？

经阴道减胎手术多选择在孕6~8周进行，因孕早期无法判断哪个胚胎异常，故不能保证留下的胚胎没有畸形、不全流产等情况发生。医生会全面评估后根据以下情况来进行减胎：

（1）会根据孕囊的位置来选择便于操作的妊娠囊。

（2）原始心管搏动较弱的胚胎。

（3）胚胎最小、胚芽与孕囊发育不成比例、轮廓模糊的胚胎。

（4）三胎中单卵双胎的胚胎。

6 减胎后的注意事项有哪些？

减胎手术是一种在多胎妊娠中终止发育不良、畸形或过多的胎儿的手术，以减少孕妇及胎儿并发症，确保健康胎儿正常存活和发育。在减胎手术后，孕妇需要注意以下事项以确保术后恢复的顺利进行：

（1）术后严密观察有无腹痛及阴道流血情况以及监测保留胎儿胎心搏动情况，出现异常及时告知医生处理。

（2）术后需要充分休息，避免剧烈活动和提拉重物。

（3）禁止同房，以减少对身体的刺激和避免感染的风险。

（4）饮食以清淡易消化的食物为主，避免辛辣刺激和油腻食物，以防刺激胃肠道引起不适，适量补充富含蛋白质、维生素类的食物。

（5）遵医嘱按时用药，不能擅自停药或漏服药物。做好定期复查、产检，加强孕期保健。

7 做试管婴儿也会发生异位妊娠吗？

虽然试管婴儿技术是将胚胎直接植入子宫内，减少了异位妊娠（又称宫外孕）的风险，但并不能完全避免。因为胚胎在被移植到宫腔后，并不会立即着床，而是有可能在宫腔内继续移动，以寻找一个适宜的着床位置扎根安家。如果最终选择的着床位置不在子宫内，便会导致异位妊娠的发生。相对来说，囊胚游走的时间相对较短，所以发生异位妊娠的概率也相应较低。为确保安全，建议孕妇在怀孕后 6 ~ 8 周进行 B 超检查，以明确胚胎是否成功在宫内着床。

8 胚胎停育，为什么要进行 CNV 检测？

胚胎停育可能与染色体异常有关，包括结构异常和数量异常。拷贝数变异（CNV）检测在此情况下显得尤为重要，因它能帮助我们：

（1）准确评估遗传病风险：如果胚胎停育是由于遗传性因素导致的，进行 CNV 检测有助于发现潜在的遗传问题，为未来的妊娠提供参考。

（2）有效指导后续治疗：了解胚胎停育的具体原因后，医生可以针对原因制订相应的治疗方案。

（3）提供心理支持：进行 CNV 检测可以帮助他们了解停育的具体原因，从而减轻他们的心理负担，提供必要的心理支持。

9 试管婴儿助孕的宝宝要如何安排产检？

试管婴儿助孕成功后，科学合理安排产检确保母婴健康非常重要。其实试管婴儿与自然怀孕是一样的，在产检方面，无论是检查项目、时间节点还是注意事项都是相同的。

10 怀孕后一定要定期做产检吗？

为了确保母婴安全，怀孕后的定期产检必不可少。宝宝在妈妈肚子里"安家"那一刻起，孕妇的日程表中就多了一个重要项目——产检（图 2-23）。按时产检，可以帮助孕妇了解胎儿的变化，而且每次产检医生都会为孕妇及其家庭提供健康指导，对潜在的影响母婴健康的问题及因素进行预防、发现和处理，以保证妊娠女性以最低风险分娩出健康婴儿。因此，怀孕后定期进行产检是非常重要，也是非常必要的。

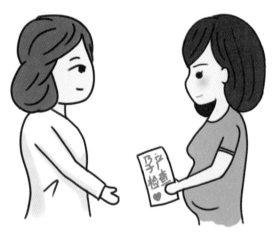

图 2-23　孕期产检

11 孕妇整个孕期一般要做多少次产检呢？什么时间做呢？

正常孕妇产前检查的时间分别为：妊娠 6 ~ 13^{+6} 周、14 ~ 19^{+6} 周、20 ~ 24 周、25 ~ 28 周、29 ~ 32 周、33 ~ 36 周、37 ~ 41 周（每周 1 次），共 7 ~ 11 次。有高危因素者，酌情遵医嘱增加产检次数。

12 每个阶段的产检都要做哪些检查呢？哪些检查是必做或重点项目呢？

在试管婴儿助孕后，每个阶段的产检都非常重要，它们可以帮助监测母婴的健康状况，并及时发现和处理可能的问题。以下是每个阶段产检中必做或重点的检查项目（表 2-3）：

（1）第 1 次产检（＜ 11 周）：应该在妊娠早期开始，最好不晚于孕 10 周。早期开始产前检查有利于确定孕龄和一些指标的早期基线水平，如体重指数（BMI）、血压、慢性病患者的实验室评估，并能在必要时提供早期干预。第一次产检建议您空腹前往。若受孕初期有腹痛或阴道流血，请及时就诊。

1）常规保健内容：建立孕期保健手册（建档）、确定孕周、推算预产期、评估妊娠期高危因素。

2）重点检查：超声检查孕囊位置、大小、数目及胎心情况，排除异位妊娠，双胎或多胎妊娠需明确绒毛膜性质。

3）必查项目：检查身高、体重、血压、血常规、尿常规、监测胎心率、检查血型、空腹血糖、肝功能和肾功能、乙型肝炎病毒表面抗原、梅毒螺旋体、人类免疫缺陷病毒（HIV）筛查、酌情妇科检查（其中一些检查需空腹）。

（2）第 2 次产检：这一阶段将进行第一次预防出生缺陷的重要检查，需要空腹完成抽血项目。

重点检查项目：①孕 10 ~ 13^{+6} 周进行胎儿早期唐氏综合征筛查；②孕 11 ~ 13^{+6} 周为胎儿颈项透明层（NT）的筛检。

（3）第 3 次产检：

1）常规检查项目：血压、体重、宫底高度、胎心率等。

2）重点检查项目：中期唐氏综合征筛查（最佳检查时间为 15 ~ 18 周）和无创 DNA 检查，检查前一晚上 12 点后禁食禁饮，第二天早上空腹前往医院进行抽血检查。若唐氏综合征筛查和无创 DNA 结果有异常，需要进行羊水穿刺的检查。

（4）第 4 次产检：

1）常规检查项目：血压、体重、宫底高度、血常规、尿常规。

2）重点检查项目：胎儿系统超声筛查（就是常说的大排畸），检查时间为 20 ~ 24 周。

（5）第 5 次产检：

1）常规检查项目：血压、体重、宫底高度、胎心率、血常规、尿常规等。

2）重点检查项目：妊娠期糖尿病筛查。

（6）第 6 次产检（从怀孕 28 周开始，产检变为每 2 周 1 次）：

1）常规检查项目：血压、体重、宫底高度、腹围、血常规、尿常规等。这时期开始，孕妇贫血发生率会增加，要关注血常规检查结果，发现贫血要及时治疗。

2）重点检查：此次产检需要进行第二次四维彩超筛查胎儿畸形，并且需要详细检查胎儿生长发育情况、羊水量、胎位、胎盘位置等。

（7）第 7 次产检：

1）常规检查项目：血压、体重、宫底高度、腹围、胎心率、胎位、尿常规、胎心监护，32 ~ 34 周可开始电子胎心监护。

2）重点检查项目：孕 35 ~ 37 周要做 B 组链球菌（GBS）筛查。

（8）第 8 ～ 11 次产检（从 37 周开始，产检时间为每周 1 次，如有特殊情况医生会增加产检次数）：

1）常规检查项目：血压、体重、宫底高度、腹围、胎心率、胎位等。

2）重点检查项目：① 37 周左右进行详细的超声检查，了解胎儿生长发育情况、胎位、胎盘功能及羊水量等，进行胎儿体重的估算。综合骨盆评估，分析并决定分娩方式；②这个阶段每次产检都需要做胎心监护（每周 1 次），评估胎儿的宫内状况。

表 2-3　孕周产检项目、目的及注意事项

次序	孕周	空腹	检查项目	检查目的	注意事项
第 1 次	< 11 周	√	建档，产科 B 超，血常规、尿常规、空腹血糖、乙肝二对半、梅毒螺旋体、HIV 筛查等相关检查项目，同时预约 NT 彩超	确认宫内受孕及孕周，推算预产期、评估妊娠期高危因素	需预约 13^{+6} 周前的 NT 筛查；先在社区建档，产检时需在医院再次建档
第 2 次	13^{+6} 周前	√	NT 筛查、早期唐氏综合征筛查	预防出生缺陷的重要检查	此次需预约大排畸彩超
第 3 次	14 ～ 19^{+6} 周	√	中期唐氏筛查（15 ～ 18 周）、无创 DNA，若唐氏综合征筛查和无创 DNA 有异常，需完善羊水穿刺	此阶段医生将解读第二次产检结果，评估体重（BMI）、宫底高度、胎心率等	建议预约 20 ～ 23 周第一次四维彩超
第 4 次	20 ～ 23^{+6} 周	√	第一次四维彩超，测量血压、胎心率、宫底高度、腹围等	查看胎儿外观发育，仔细测量胎儿头围、腹围、检视脊柱是否有先天性异常，初步筛查先天性心脏疾病。如果是四维彩超，您将第一次看到宝宝的面部表情	医生将提前为您开具 24 ～ 28 周的糖耐量检查，建议缴费并到药房领取糖粉

表 2-3（续）

次序	孕周	空腹	检查项目	检查目的	注意事项
第5次	24 ~ 27^{+6}周	√	抽血完成糖耐量试验，测量血压、体重、宫高、腹围、胎心率	此次产检为妊娠期糖尿病筛查	检查前3天保持正常饮食，检查前一天晚上8时后不要进食，可少量喝水
第6次	28 ~ 31^{+6}周	×	第二次四维彩超，例行常规产检，检查血常规、尿常规	这时期开始，孕妇贫血发生率会增加，检查血常规可及时发现贫血	28周后产检可增加为2周一次，孕妈要注意胎动，发现异常马上就医
第7、第8次	32 ~ 35^{+6}周	×	胎心监护	32周进入孕晚期，除了常规产检外，产检项目将会加上2周1次的胎心监护，若有特殊情况，谨遵医生医嘱进行检查	建议提前备好小点心及2根胎监带，在进食30 ~ 60分钟做胎心监护容易顺利过关
第9次	36周	×	常规产检、胎心监护、B组链球菌筛查，详细的超声检查	主要查看胎儿双顶径、头围、腹围大小、胎盘分级、羊水量等，评估胎儿体重及发育状况	—
第10次	37周至分娩	√	常规产检、胎心监护、相关抽血项目、超声检查	医生可能根据您和胎儿的情况，间断进行超声检查，监测胎儿宫内状况，预估分娩时胎儿质量，综合骨盆评估，分析并决定分娩方式	进入足月，每周一次产检，并建议您和家人做好入院和心理准备，医生会根据您的相关检查结果开具住院证

13 试管婴儿的宝宝就一定要选择剖宫产吗？

试管婴儿只是一种特殊的受孕方式，其十月怀胎的过程和自然受孕是没有区别的，是否需要剖宫产依据有无指征，比如胎儿过大、胎位不正和有无妊娠并发症等，分娩方式的选择与用什么方式受孕的没有必然的联系。

自然分娩是人类繁衍过程中的一个生理过程，与剖宫产相比，顺产对母体的恢复和对胎儿的成长都有更大的优势。顺产时通过子宫规律的收缩可以加速产程的进展，促进产后乳汁的快速分泌；胎儿经过产道的挤压可以促使呼吸道内羊水和黏液被排出，减少吸入性肺炎发生的概率；而且孩子在产道中通过时会吸收产道内的正常菌群，促进宝宝免疫系统的发育。所以顺产对妈妈和宝宝都是非常有利的。

怀孕后建议正规产检，产科医生会根据个体情况进行系统评估，选择最适合的分娩方式。

第九节　生育力保存——留下希望的种子

1 什么是生育力保存？

生育力保存是指对存在不孕不育风险的成年人或青春期前的女性与男性，采取现代化的医疗技术手段，通过冷冻保存其生殖细胞或组织（如女性的胚胎、卵子或卵巢组织，男性的精子、睾丸组织等），以期在疾病缓解或治愈后，或者在有生育需求时有生育子代的机会。

2 为什么要做生育力保存？

随着现代医疗技术的日益发展，肿瘤患者的生存年限得到明显提高，但是，放射治疗和化学治疗仍然会对患者的生育力产生不可逆的损伤。目前，年轻人患肿瘤疾病的概率越来越高，越来越多的年轻患者在积极治疗疾病的同时，也不得不考虑未来的生育问题。针对这一现状，为年轻肿瘤患者在实施放射治疗、化学治疗前提供有效且安全的生育力保存技术，成为一个切实可行的解决方案，使他们在面对疾病挑战时，仍能保持对未来的希望和憧憬。

3 生育力保存有哪些方法？

生育力保存的方法包括胚胎冷冻保存、配子冷冻保存（卵母细胞和精子）、睾丸组织和卵巢组织冷冻保存。这些技术能帮助男性和女性保护和延长其生育能力，以应对未来可能面临的生育挑战。

4 女性生育力保存的适应人群有哪些？

女性生育力保存的适应人群主要包括以下几类：

（1）肿瘤患者：育龄期及育龄前期的女性常见恶性肿瘤，如乳腺癌、淋巴瘤、妇科肿瘤等，这些疾病的治疗通常涉及放射治疗、化学治疗或者手术等，可能会降低患者生育能力，导致卵巢早衰。因此，在治疗前建议这部分患者先保存生育力。

（2）非肿瘤患者：

1）自身免疫性疾病：如干燥综合征、系统性红斑狼疮，以及非恶性血液病。这些药物治疗虽不完全损害生育力，然而有损害生育力的风险。因此，建议在治疗中对患者的卵巢储备功能进行密切随访，并及时实施保护和保存措施。

2）造血干细胞移植相关疾病：如重度的 β 珠蛋白生成障碍性贫血、重型再生障碍性贫血等。这些疾病的治疗过程中可能需要进行造血干细胞移植，而移植前的化学治疗预处理会对患者的生育力造成严重影响。

3）早发性卵巢功能不全倾向性疾病：如嵌合型特纳综合征、子宫内膜异位症、子宫腺肌病。卵巢储备功能可能因为手术导致不可逆的损害，同时，这类疾病的术后复发率相对较高，进一步威胁患者的生育力。因此，针对这部分女性，进行生育力的保存显得尤为重要，以确保她们在未来仍有实现生育愿望的可能性。

5 玻璃化冷冻的优点有哪些？

玻璃化冷冻相比程序化冷冻具备以下优势：

（1）玻璃化冷冻不需要专门设备，没有设备故障造成的医疗风险。

（2）玻璃化冷冻适用于所有时期的胚胎和卵母细胞的冷冻保存。

（3）对于卵母细胞、卵裂期胚胎和囊胚的冷冻保存，玻璃化冷冻的复苏存活率、胚胎种植率均显著优于程序化冷冻。

6 什么是卵母细胞冷冻保存？

卵母细胞冷冻保存是指通过辅助生殖技术募集卵母细胞，并经过特殊处理后将其储存在液氮中（–196 ℃），以实现长期保存的目的。其主要的流程包括控制性卵巢刺激—取卵—卵子处理—卵子冷冻。

7 卵母细胞冷冻适用于哪些人群？

卵母细胞冷冻适用于以下人群：①因医源性因素需要保存生育力的女性，比如癌症患者放射治疗、化学治疗前及卵巢重大手术前；②体外受精（IVF）当天男方因各种原因无法提供精子的患者；③在试管婴儿助孕过程中，如获得的卵母细胞较多，经充分知情同意后，可将部分卵母细胞冷冻，以备后续使用。

8 什么是卵巢组织冷冻保存？

卵巢组织冷冻保存技术的原理是运用超低温方法对卵巢组织进行降温、脱水。在这个过程中，卵巢组织迅速进入休眠状态，从而代谢率大大降低，达到长期保存的目的。卵巢组织冷冻保存的优点是能够高效地储存数百个始基卵泡，从而为患者提供了更多的生育可能性。

9 卵巢组织冷冻后多久可以移植？

目前，卵巢组织冷冻后的移植时机国际上尚无统一标准，通常满足以下情况可以考虑卵巢组织移植：①患者有强烈的生育愿望；②疾病得到长期缓解或治愈；③通过与临床医生的详细沟通和全面身体评估后，可以考虑进行卵巢组织移植。移植后的卵巢组织需要 3 ~ 6 个月的时间来恢复其功能。

10 冷冻的卵巢组织移植后可以一直发挥功能吗？

移植到患者体内的卵巢组织即使能在一段时间具备卵巢正常功能，但其功能的维持并非永久。通常情况下，卵巢组织移植后的卵巢功能可持续 2 ~ 5 年，具体时间长度受多种因素影响，包括卵巢组织中的卵泡数量、冷冻保存时的年龄，以及移植的卵巢皮质组织的数量。为了提升长期效果，一般建议一次移植冻存的卵巢组织 4 ~ 6 片，那么在初次移植的卵巢功能逐减退或丧失后，患者仍有剩余的卵巢组织可供再次移植。通过分批次移植的方式，患者的卵巢功能有可能延长达 10 年、20 年，甚至 30 年。

11 男性生育力保存适用人群有哪些？

男性生育力保存又称自精保存，其适用人群主要包括以下几类：

（1）肿瘤患者：由于化学治疗和放射治疗等治疗方式会对男性生育力造成不同程度的损伤，因此建议男性肿瘤患者在接受治疗前进行生育力保存。特别是对于青春期前的男孩，如无法获取精液，可通过冷冻睾丸组织的方式来为其保存生育能力。

（2）非肿瘤性疾病：①患有自身免疫性疾病，且疾病本身影响精子质量或需要使用烷化剂治疗者；②接受造血干细胞移植的患者；③患有影响生育力的男性遗传性疾病，如克氏综合征；④睾丸损伤导致生育力受损者；⑤从事长期接触射线、高温或有毒有害物质等高危行业的人群。

（3）准备接受试管婴儿助孕的男性：对于需要通过试管婴儿技术助孕的男性，如出现取精困难、极重度少精或弱精等情况，可考虑提前进行生育力保存，以避免在助孕过程中出现无精可用的尴尬局面。

12 什么是精子冷冻保存？

精子冷冻保存是指个体在其具有生育能力期间，预先将其精子取出体外，经过专业处理后冷冻保存于液氮中（−196 ℃），为了在将来使用时进行复苏，并且通过辅助生殖技术，生育自己的后代。精子冷冻方法包括常规精子冷冻或微量精子冷冻。

13 什么是睾丸组织冷冻保存？

对于青春期前的男孩或无法获取精液的男性，可通过手术获取睾丸组织进行冷冻保存。获取到的睾丸组织经过处理后，使用程序冷冻仪进行慢速降温冷冻，最后转至液氮中（−196 ℃）保存。在未来需要生育时，可通过体外培养或其他技术手段，使睾丸组织恢复其生精功能，从而实现生育的目的。

孕育生命的第一张"王牌"
——胚胎实验室

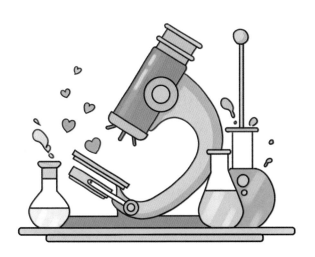

第一节　乘风破浪的"姐姐"——卵子

1 在试管婴儿治疗过程中，取卵后的卵母细胞如何处理和保存？

在临床医生的指导下，患者通过促排卵治疗后，体内多个卵泡已经发育成熟，形成了优质卵泡。接下来的环节就是"取卵"，手术医生在超声引导下将卵泡液抽吸出来后，迅速移交至胚胎培养室。紧接着，胚胎学家会在显微镜下迅速而准确地拾取出成熟的卵母细胞，并小心地转移到恒温箱中保存，以备后续与男方的精子结合受精，整个过程安全、精准。

2 卵子在体外环境下是否更易受外界因素影响？

"卵子宝宝"就如同一位娇贵的公主，从母亲温暖的体内诞生并踏上旅程，这本身就是一场不易的征途，在多变的外界环境中，它们显得尤为脆弱和敏感。幸运的是，胚胎学家竭尽全力为它们提供保护，通过一系列精心措施来减少外界因素对卵子的干扰。运用精密的温度控制系统，严格监控操作台和恒温试管架，确保稳定的温度环境。同时，预热好四孔培养皿、平衡好取卵液以及受精-配子培养液。旨在让卵子在任何情况下都处于最适宜的温度和湿度中。此外，为了卵子的安全，层流新风系统 24 小时不间断运行，确保卵子生存在一个无菌、无尘、无毒的相对安全环境中。胚胎学家就是这样全力以赴，为"卵子宝宝"的旅程保驾护航。

3 在胚胎学家的专业视角中，"拾卵"是怎样一个过程？

"拾卵"指的是在体视显微镜辅助下胚胎学家通过"火眼金睛"（图 3-1），从大量卵泡液中将包裹有卵母细胞的黏液团逐步地分离出来，并迅速将其转移到受精-配子培养液当中的一项重要的操作。同时，胚胎学家会仔细查看该黏液团（卵冠丘复合体）的形态特点，根据包裹的颗粒细胞数量、大小、分散度，进行卵母细

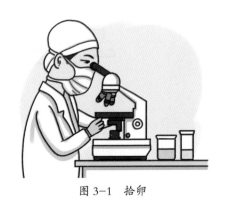

图 3-1　拾卵

胞成熟度的初步判定。然后，胚胎学家在显微镜下把确认好的卵子立即转移到培养液中清洗 2 ~ 3 次，将其周围的血块等杂物清洗干净并放置在 37 ℃的培养箱中进行孵育，等待受精。成熟的卵母细胞具有以下特征：卵丘结构中等大小、细胞相对松散、放射冠的界限十分清晰。

4 影响"拾卵"过程的因素有哪些？

在卵子拾取的过程中，卵子易受光线、酸碱度、渗透压、温湿度、空气质量等影响。为确保卵子生存环境，胚胎实验室会采取一系列严格且精细的管理措施来进行质量控制，例如观察显微镜下使用较昏暗的光源、每天监测培养箱的二氧化碳浓度、严格控制胚胎室的温度和湿度、维持培养液的最佳酸碱度和渗透压。此外，我们还对空气质量进行全面监测，包括挥发性有机化合物和小的无机挥发分子等，每月进行空气培养，确保操作环境洁净，为卵子提供最佳生存条件。

5 有哪些方法可以提升卵子质量？

卵子质量的好坏直接影响到受孕的成功率。优质的卵子更有利于与精子结合形成受精卵，从而获得优质胚胎来增加受孕的机会。建议从以下方面进行综合改善：

（1）均衡营养与科学饮食：通过荤素搭配，多吃蔬菜水果，补充足够的蛋白质及全面的人类所需营养素，避免暴饮暴食，确保营养摄入的均衡性与全面性。

（2）适度运动与科学减肥：通过科学运动方式，不仅帮助控制体重，还能提高身体素质，维持体重指数在正常范围内，促进卵巢功能的健康，从而提高卵子质量。

（3）保持良好心态：精神因素可以影响人体的内分泌功能。保持好的心态、愉快的心情，可以避免体内产生过多的"焦虑激素"，从而维持内分泌的平衡，保障卵巢的正常功能。

（4）充足睡眠：保证每天至少 7 小时的睡眠时间，优质的睡眠有助于卵子的发育成熟，并可能形成高质量的胚胎。

（5）避免有害物质与辐射侵害：远离酒精、烟草等有害物质，以及挥发性物质如甲醛、油漆等，同时减少辐射暴露。

6 人类卵泡的发育过程是怎样的？

在正常女性的生命周期中，会有 400 ~ 500 个卵泡发育成熟并排卵（图 3-2）。卵泡的发育经历四个阶段：始基卵泡、窦前卵泡、窦状卵泡和成熟卵泡。在这个过程中，卵巢对各种激素的影响非常敏感，这使得卵泡内的卵子不断成长。同时，围绕在卵子周围的颗粒细胞也在持续增殖，卵泡腔内的卵泡液逐渐增多，这些都标志着卵子的成熟过程。当卵泡发育到一定的阶段，即卵子完成第一次减数分裂并排出第一极体时，就达到了我们所说的 M II 期，此时的卵母细胞已经具备与精子结合的能力。

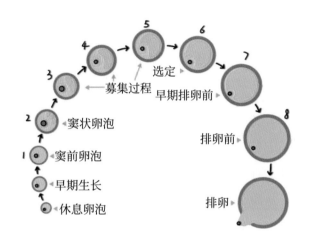

图 3-2　卵泡生长发育过程

7 为什么说卵子质量是受孕的前提？

卵子质量与受精过程及胚胎发育紧密相连，质量不佳的卵子可能会出现不受精、异常受精或胚胎发育停滞等问题。年龄，作为决定卵子质量的关键因素，其重要性不容忽视。随着女性年龄的增长，卵巢逐渐老化，导致出现非整倍体（即染色体异常）卵子概率的增加。这类非整倍体卵子一旦受精，所形成的胚胎往往发育潜能低下，且更容易面临种植失败和流产等风险。

8 在试管婴儿周期中，为什么 B 超监测到的卵泡并不意味着每个卵泡中就一定有卵子？

在进入试管婴儿周期后，为了更精确地调整促排卵期间的用药方案，患者需定期前往医院进行 B 超监测卵泡。需了解的是，B 超下所见的卵泡数与实际的卵子数并非同一概念。卵泡是卵子的"外壳"，而卵子则藏于其中。我们无法直接看见卵泡内的卵子，只能通过 B 超观察卵泡的状态。

卵子的成熟经历了漫长的发育过程，它最初来源于女性出生时就已存在的卵原细胞。卵子的成熟受多种因素影响，包括年龄、卵巢功能、内分泌状况及遗传因素等。然而，在这一过程中，高龄、卵巢储备功能减退、内分泌紊乱等不利因素可能导致卵子丢失、退化或产生空卵泡。因此，并非每一个在 B 超下监测到的卵泡都含有卵子。

这好比我们熟知的花生，不剥开外壳，我们无法确定其中是否有花生仁，也无法判断花生仁的大小。同样的道理，只有在取卵后，经过胚胎学家在显微镜下仔细观察，我们才能确切知道卵泡内是否含有卵子以及卵子的数量。

9 到底获得多少个卵子才是最合适的呢？

每位患者都希望获取尽可能多的卵子，然而，这也可能带来卵子利用率低的问题。对于那些卵巢功能良好的年轻女性患者，她们往往能获取大量卵子，但实际上只需 1 ~ 2 个优质胚胎就能实现怀孕的目的。这导致大量胚胎被冷冻保存在液氮罐中，造成资源浪费。因此，临床医生需要对目标卵子数进行方案的权衡设计。对于卵巢功能良好的年轻女性，1 ~ 5 个卵子就能获得 60% 以上的妊娠率。对于卵巢储备功能一般的女性，5 ~ 8 个卵子通常能带来良好的妊娠结果。而对于卵巢功能减退的患者，目标卵子数应设定在 2 ~ 5 个，宁愿通过多次取卵来等待"好卵"的随机出现。此外，对于男方有严重少弱精子或者需要睾丸或附睾穿刺的患者，则相对需要 10 ~ 15 个卵子，避免反复穿刺取精带来的身体和心理创伤。

10 配成的胚胎为什么比取卵数要少？

取卵结束后，卵子的质量成为决定胚胎体外培养成功的关键因素之一。但除此之外，男方的精液质量、胚胎实验室的操作水准以及胚胎培养过程中的各种因素都会影响到最终的胚胎形成。受精是一个复杂过程，它需要卵子成熟、精子获能、顶体反应、精卵质膜融合以及原核形成等。在这个过程中，一些未成熟的卵子、未受精卵子、异常受精卵子以及质量不佳的胚胎都会被淘汰，好比自然界一个优胜劣汰的过程。

第二节 披荆斩棘的"哥哥"——精子

1 取精前有哪些注意事项？

在取精前，确保遵循以下注意事项，可以保障取精过程的顺利进行，同时保证精液样本的完整性和高质量（图 3-3）。

（1）调整作息时间，保持健康饮食，注重休息，避免熬夜、吸烟和饮酒，以维护精子健康。

（2）积极参加户外运动，坚持体育锻炼，有助于提升精子质量。

（3）建议禁性生活 2 ～ 7 天，并避免热水浴、汗蒸和桑拿，因为高温可能会使精子失去活力甚至死亡。

（4）取精前要清洁双手，以防精液受到污染。

（5）在取精过程中，应保持放松的心情，减轻精神压力，并确保所有精液都流入收集器皿中，避免漏洒或污染器皿。

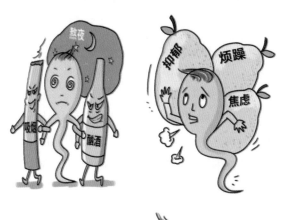

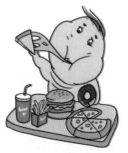

图 3-3　不良生活习惯

2 为了提高精液质量，在饮食上应该注意什么？

饮食对于身体的健康和精子的质量有着深远的影响，通过科学调整饮食结构，帮助男性来提升精液质量：

（1）叶酸在提高男性精子质量方面扮演着重要角色。当男性体内叶酸不足时，会导致精液密度和活力降低，进而影响女性的受孕概率。

（2）锌与精子的关系密切，备孕男性应每天适当补充锌元素。富含锌的食物包括瘦红肉、芝麻、蚝、贝类、坚果等。

（3）如果男性缺乏二十二碳六烯酸（DHA），精子与卵子结合的难度会增加。富含 DHA 的食物有三文鱼和沙丁鱼等。此外，维生素 E 的摄入与精子形状相关，因此也应注意补充维生素 E，富含维生素 E 的食物有麦芽油、玉米油、巴旦木、榛子、花生等。

（4）多食用富含矿物质的食物也可以提高精子质量，如牡蛎。因为牡蛎不仅富含蛋白质、脂肪和维生素 A、烟酸，还含有丰富的钾、钠、钙、镁、锌、铁、铜、磷、硒等矿物质，是含锌最多的天然食品之一。

3 精子畸形率过高，女方还能怀孕吗？

根据《世界卫生组织人类精液分析实验室技术手册》第五版的规定，只有当正常形态的精子比例低于 4% 时，才会被定义为畸形精子症。因此，只要精子的其他参数，如精子密度和活力等指标保持在正常范围内，仍然存在一定的自然生育机会，尽管概率相对较低。如果确实需要进行第二代试管婴儿技术，通常也仅需要几个正常形态的精子。对于大多数患者而言，从射出的精液中仍然能够挑选出少量接近正常形态的精子。即使在精液中无法找到正常形态的精子，还可以考虑通过睾丸或附睾穿刺来获取精子，一般都能够找到足量的精子用于第二代试管婴儿治疗。

4 年龄和精液质量有关系吗？

随着年龄增长，男性的精子质量会逐渐下降。具体表现为精子数量减少、运动速率降低以及畸形率增加等情况。同时，受不良生活习惯和辐射等外界因素的影响，男性精子 DNA 发生突变的可能性也会增大。这些因素都会直接影响精子与卵细胞结合的受精率，降低生育成功率，甚至影响胎儿的健康。另外，虽然年龄较大的男性仍具备生育能力，但其配偶流产和胎儿出生缺陷的风险会增加。此外，随着年龄增长，男性雄激素分泌减少，可能会导致体重增加、性欲减退或性功能障碍等问题，这些都可能进一步降低男性的生育能力。因此，"生娃"要趁早，以确保更高的生育成功率和胎儿健康。

5 精子 DNA 碎片结果对试管婴儿助孕有影响吗？

DNA 作为人体遗传信息的核心载体，对人体生理功能起着至关重要的作用。精子，作为男性的生殖细胞，肩负着将精子核中的 DNA（即来自父亲的遗传物质）传递给卵细胞的重要使命。在胚胎发育过程中，为了确保遗传物质能够更精确、更完整地传递给下一代，精子和卵细胞的 DNA 必须保持完好无损。根据文献研究显示，当精子 DNA 碎片率（DFI）超过 30% 时，可能会对胚胎的受精率、优质胚胎的比例以及临床妊娠率产生不良影响。因此，对于那些精子 DNA 碎片率超过 30% 的男性患者，建议在接受适当治疗后再进行试管婴儿操作，这样往往能带来更为理想的结果。

6 肥胖会影响精子质量吗？

肥胖已成为影响男性生育能力的重要因素之一。研究表明，肥胖会引发血脂上升，从而导致精浆中的脂类含量增加，特别是精浆甘油三酯的水平会显著提高。这种脂类的增加与精子 DNA 损伤的增多密切相关，因此肥胖可能会对男性精液的质量产生负面影响。此外，体重指数（BMI）过高的男性更易患糖尿病或隐性糖尿病，而高血糖会损害精子 DNA，容易导致精子密度降低、活力减弱以及畸形精子的出现，这些变化都可能增加配偶怀孕期间的流产风险和胎儿出生缺陷率。肥胖不仅会降低男性的生育能力，影响性激素水平和性功能，还是众多疾病的风险因素。对于因肥胖导致的非器质性不育男性，减肥可以有效提升精液质量，进而提高受孕的成功率。

7 工作和精神压力大会对精液有影响吗？

精子质量受到多种因素的影响，工作和精神压力大会影响到精液质量。

首先，工作压力太大或精神过度紧张时，会导致内分泌失调，引起睾丸生精能力下降，从而导致精子活力降低。此外，长期的压力大、精神紧张、心理抑郁这些心理因素可以通过下丘脑 - 垂体 - 性腺轴影响睾酮合成，进而影响精液体积、精子总数和精子活动力。

其次，男性精神压力或工作压力过大，会影响睾丸性激素的分泌，同时也影响个体的情绪，出现性欲下降，性频率减少，勃起、射精过快等性功能障碍，还会影响海绵体充血，出现勃起困难，从而影响精液的正常排出。

所以，男性应该学会放松心情，适度休息以缓解压力。

8 采集精液可以用普通避孕套收集吗？

有些患者在手淫取精困难时，会选择通过性交方式来收集精液，他们往往会把避孕套内的精液倾倒入采精杯中。然而，这种做法其实是不妥的。普通市售避孕套，因其材质及所含的某些化学物质，比如润滑剂，可能会对精子有杀灭作用，从而对精液检查结果造成干扰。即便经过多次清洗，这种影响也难以完全消除。避孕套内可能残留有难以彻底清洗的物质，而且清洗后的避孕套也难以做到完全无菌。更重要的是，避孕套本身的材质对精液检测可能产生的影响，是无法通过清洗来改变的。因此，若需通过性交方式收集精液，建议使用特制的医用级别避孕套，而非市面上的普通产品，这样才能确保精液检测结果的准确性，避免误差。

9 评估精液正常的标准有哪些？

评估男性精液质量是否正常，首先，我们需要观察其外观特征，包括精液的颜色、气味、体积以及液化时间等方面。液化后的健康精液应呈现出均匀且灰白的色泽。此外，我们还需进一步检测精液的 pH 值、密度、精子活力以及畸形率等重要指标。一次正常的射精量，尤其是在禁欲 3～7 天后，应至少达到 1.5 mL，这是衡量精液量的一个重要标准。通过这一系列细致的观察和检测，我们能更全面、准确地评估精液的质量，从而判断男性的生育能力。

新鲜精液在射出时呈半固体凝胶状，室温下几分钟内即开始液化，通常15 分钟内会完全转化为液态，极少数情况下液化过程可能延长至 60 分钟或更久。若精液无法液化，精子将无法自由移动，从而对生育能力构成影响。正常精液中可能含有一些不液化的胶冻状颗粒，这并不会对生育造成负面影响。

精子数量涉及精子浓度和精子总数两个维度。精子浓度的最低参考值为 $15\times10^6/mL$，而精子总数的最低参考值则为每次射精 39×10^6。这些参数对于评估睾丸生成精子的能力以及男性输精管道的畅通性至关重要。

根据活动力，精子可分为前向运动精子（PR）、非前向运动精子（NP）

和不活动精子（IM）。精子总活力（PR+NP）的最低参考值为40%，其中前向运动精子的最低参考比例为32%。精子的活动力越高，其质量越优。若活动力低于这些参考值，则可能被视为弱精症，对男性的生育能力构成潜在威胁。

此外，正常形态精子的比例达到或超过4%即被视为正常。畸形精子过多可能会对生育能力产生不利影响。

第三节　精子哥哥和卵子妹妹自由恋爱 vs 包办婚姻，哪个更好？

1 什么是第一代试管婴儿？

第一代试管婴儿技术也称为常规体外受精－胚胎移植（IVF-ET），是指将优化处理后的精子和卵子置于同一培养皿中，让它们自然完成受精、结合。因此，形象地称之为"自由恋爱"（图3-4）。这项技术能够有效解决因子宫内膜异位症、多囊卵巢综合征、输卵管堵塞等引起的女性不孕症问题。

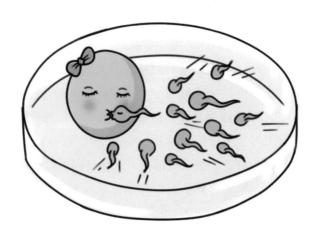

图 3-4　第一代试管婴儿（体外受精）

2 什么是第二代试管婴儿？

第二代试管婴儿技术，即卵胞质内单精子注射（ICSI）技术，它运用显微镜操作，精准地将单个精子直接注入卵母细胞质内，从而实现受精过程（图3-5）。不需要经历精子与透明带结合、与卵膜融合与穿透，给受精过程降低了难度，给参与受精的精子降低了"门槛"，成功地解决了严重男性因素等造成的精卵结合和受精障碍问题。

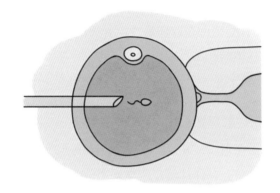

图 3-5　第二代试管婴儿（卵胞质内单精子注射）

3 常规体外受精过程中，精子与卵子结合会经历什么旅程？

在常规体外受精过程中，精子与卵子结合会经历一段奇妙的旅程，具体可以归纳为以下关键步骤：

（1）精子的准备：首先精子由男方通过手淫方式取出。取出的精液会经过一段时间的液化，在实验室进行离心、洗涤、上游等处理过程，以优化和准备精子。

（2）卵子的采集：在注射夜针后的 34～36 小时，由临床、护理和实验室人员共同配合将卵子取出并放在装有特定培养液的培养皿中，随后放回培养箱培养。

（3）精子与卵子的相遇：在实验室条件下，将一定数量的卵子和精子放置在培养皿中，被置于同一环境下，这是它们在体外的"相遇"。

（4）受精：注射夜针后的 39～40 小时，是精子和卵子结合的关键时刻，精子和卵子在体外自由结合，在某些情况下可能需要进行显微受精。

（5）"拆蛋"并观察受精情况：通常，卵子周围有一层厚厚的保护壳，即颗粒细胞，类似于鸡蛋的外壳。为了能在显微镜下清晰地观察到卵子的受精情况，我们需要在受精后 5 ~ 6 小时，用精细的针轻轻剥去这层外壳。此时，可以在显微镜下初步判断受精是否成功。如果受精失败，医生会立即采取补救措施，通过显微注射技术将精子直接注入卵子内，强制它们结合。

（6）原核评分：在取卵后的第 1 天早上 7:00—8:00，再次观察受精情况，并进行原核评分。

（7）胚胎培养：受精卵在取卵后 3 ~ 6 天内，会在实验室条件下进行培养，观察有无可供移植的胚胎形成。

（8）胚胎移植或冷冻：可用的胚胎可以直接移植到母体或冷冻保存起来。

4 卵胞质内单精子注射是怎么样的操作过程？

卵胞质内单精子注射（ICSI）是一种在显微镜下进行的精细操作，旨在实现卵细胞和精子的结合，其操作过程大致如下：

（1）脱颗粒细胞：成熟的卵母细胞被数层颗粒细胞包裹，在卵母细胞的发育成熟和受精过程中，颗粒细胞发挥了关键的作用。然而，在 ICSI 过程中，颗粒细胞会阻碍精子注射，因此，需要先用透明质酸酶消化并剥脱这些颗粒细胞，暴露出卵母细胞。

（2）精子制动：由于精子在正常情况下游动速度很快，这不利于操作，因此在注射前会对精子尾部进行按压，使其失去游动能力并溢出内部物质，这样有助于受精。

（3）显微注射：在显微镜下，将制动好的精子注射到卵母细胞的细胞质内，就完成了整个操作。

（4）胚胎培养：注射后的卵母细胞被转移到胚胎培养环境中，第 2 天继续观察受精情况。

上述即为 ICSI 的完整操作流程。虽然 ICSI 技术能够为精子提供进入卵母细胞的机会，但正如"师父领进门，修行在个人"所说，受精的成功与否以及胚胎的质量高低，关键还在于自身的质量。

5 胚胎学家常说的"拆蛋"是什么？

在试管婴儿技术中，胚胎学家常说的"拆蛋"实际上是一个形象化的说法，其专业术语为"剥除颗粒细胞"或"脱颗粒细胞"。为了更直观地理解，可以将这个过程比作剥鸡蛋取蛋黄。主要目的是去除包裹在卵子外部的颗粒细胞层，将卵子完全暴露，以便于我们观察其成熟度，以及后续的受精和胚胎发育情况。

"拆蛋"操作通常在受精后的特定时间点进行，如受精后 16 ~ 18 小时。此时，由于精子释放的酶的作用，颗粒细胞间的连接变得相对疏松，使得"拆蛋"变得容易。一旦观察到卵子内部出现原核，就标志着受精成功。

6 精子与卵子受精后会全部发育成可移植的胚胎吗？

受精是新生命的开始，成熟卵子在体外受精后的 16 ~ 18 小时，可以在显微镜下观察到两个原核以及卵周隙内的两个极体，这是正常受精的标志。受精卵需要发育成合格的胚胎，才能被移植到母体子宫内。但遗憾的是，并非所有受精卵都能顺利发育成合格的胚胎。有些受精卵可能在发育过程中停滞，或者出现多核、碎片化、大量空泡等问题，导致无法形成合格的胚胎。这些质量较差的胚胎，即使被移植到子宫内，也难以着床和发育，因此只能被废弃。

7 正常受精和异常受精是怎么回事？

正常受精与异常受精是辅助生殖技术中常见的情况。原核的出现标志着精子和卵子结合过程的完成。原核通常在授精后 5 ~ 6 小时在卵胞质内开始形成，它是一个圆形的膜状物，随着时间推移会愈发明显，展现出清晰的核膜与核仁。

正常受精是受精卵内可以清晰观察到两个原核（PN），这两个原核大小相仿，位于受精卵胞质的中央。其中来源于"母方"的原核，被称为"雌原核"；来源于"父方"的原核，被称为"雄原核"。

然而，在受精过程中也可能出现异常情况。常见的异常受精主要包括多原核和单原核两种情况。多原核是指受精卵内出现多于两个原核，最常见的是三个原核（3PN），甚至可能出现更多（≥3）的原核。这类异常受精的胚胎通常不适合使用。

另外，单原核（1PN）是指胚胎学家在观察受精卵时只发现一个原核。虽然部分这样的受精卵有可能发育成质量良好的胚胎，但也不能排除染色体异常（如单倍体或嵌合体）的风险。因此，当只有单原核的胚胎可供使用时，主治医生会与患者进行详细的风险沟通，并在签署知情同意书之后才进行移植或冷冻。

8 常规体外受精失败，问题是出在卵子还是精子？

常规体外受精失败可能由多方面因素导致，难以单一地归咎于卵子或精子的问题。以下是一些可能导致受精失败的原因：

（1）配子质量：

1）卵子：①获卵数量对受精成败有重要影响。常规体外受精的受精率为65% ~ 75%，随着获卵数量的增加，不受精的概率显著降低。②卵子成熟度。取卵后获得的卵子包括 GV 期、MⅠ 期以及 MⅡ 的卵子。当中仅 MⅡ 期的卵子（即成熟卵子）具有受精能力，若取卵后未发现 MⅡ 期卵子，则会导致不受精。这种情况偶尔会在某些人群中出现。③卵子功能异常会导致不受精。精子激活卵子时，需要卵子内多种物质变化和传导，若卵子内某些物质先天性缺乏，将导致受精失败。

2）精子：精子的数量和质量也是受精成功的关键因素。如果精子数量不足、活力差或形态异常，也会导致受精失败。

（2）受精过程中的问题：

1）精子穿透失败：精子与透明带结合和穿透异常是常规体外受精失败的主要原因。这些异常通常与精子缺陷相关，如形态异常或顶体功能障碍。

2）卵母细胞激活失败：即使精子成功进入卵母细胞，也可能出现卵母细胞激活失败的情况。这可能是由于卵母细胞细胞质不成熟、精子异常或原核形成和迁移缺陷等原因造成。

3）体外环境因素：体外受精的环境条件，如温度、湿度、培养基成分等，都可能影响受精的成功率。如果这些条件不是最佳状态，也可能导致受精失败。

9 当遇到精卵结合障碍时，还有补救的措施吗？

尽管试管婴儿技术不断进步，但在实际操作中，仍会遭遇精卵结合难题。这种情况意味着，在试管婴儿的体外受精环节中，存在部分受精失败（PFF）或完全受精失败（TFF）的潜在风险，完全受精失败的发生率为3% ~ 10%。目前的术前评估手段还难以精准预测这类风险。

为了及时发现受精失败并采取补救措施，可以采用补救 ICSI 技术。这种技术包含两种策略：晚期补救（长时授精补救）和早期补救（短时授精补救），其成功的关键在于准确判断受精状况以及选择实施补救 ICSI 的最佳时机。

晚期补救措施是在添加精子后的 18 ~ 24 小时内观察卵子的受精状况。一旦发现未受精或受精率偏低，就会采取补救 ICSI。然而，这种方法的局限性在于当决定进行补救时，卵子往往已经错过了最佳的受精时机，因此效果并不总是理想的。

相对而言，早期补救措施是在加入精子后的 4 ~ 6 小时内就进行受精情况的观察，并迅速决定是否需要进行补救 ICSI。由于这种方法的反应时间更早，通常能够获得更为理想的效果。它不仅有助于增加可移植胚胎的数量，还能显著提高移植的成功率。

10 补救 ICSI 是什么？

补救 ICSI 是一种辅助生殖技术，全称为补救性卵胞质内单精子注射术。它是在常规的体外受精（IVF）过程中出现问题，如受精失败或受精率低下时采取的一种补救措施。具体来说，当在 IVF 周期中发现精子和卵子自然结合的情况不理想，例如受精率低于 30% 或者完全没有受精时，胚胎学家会选择进行补救 ICSI 操作，把单个精子注射到未见第二极体的成熟卵子内，以提高受精成功率，避免该周期无可用胚胎。

统计数据显示，采用补救 ICSI 技术的周期在受精率、卵裂率、优胚率以及妊娠率与常规 IVF 周期无显著差异。同时，通过补救 ICSI 诞生的婴儿在出生体重、出生缺陷和早产情况等方面与常规 IVF 周期并不存在差异，这表明早期补救 ICSI 是一种安全且有效的体外受精补救方法。

11 哪些情况适合卵胞质内单精子注射？

卵胞质内单精子注射是一种辅助生殖技术，适用于以下情况：

（1）严重少、弱、畸精子症。男方精液检查至少有两次精液常规符合以下标准：严重少精症（精子密度 $<1 \times 10^6/mL$）；少弱畸精症（精子密度 $<20 \times 10^6/mL$，同时 a+b 级运动精子 <20%，和 / 或精子形态异常率 >85%）；弱畸精症（精子密度 $>20 \times 10^6/mL$，正常形态 <4% 和 a+b 级精子活动率 <50%）；精液处理后 a+b 级精子 $<1 \times 10^6/mL$。包括精子密度极低、精子活动

力不足或形态异常率高的情况。

（2）不可逆的梗阻性无精子症，如双侧输精管梗阻且手术修复失败，但通过睾丸或附睾活检能发现形态正常的活动精子。

（3）生精功能障碍，排除遗传缺陷疾病，睾丸或附睾活检显示生精功能低下，但仍存在形态正常的活动精子。

（4）免疫性不育，男性精液或血液中抗精子抗体多次呈阳性，且经过洗涤后精子凝集现象仍然明显，并且经过 3 次以上周期的人工授精治疗仍未成功受孕。

（5）前次体外受精（IVF）治疗周期的正常受精率低于 30%，或者出现多精受精卵的情况。

（6）精子功能异常，如顶体反应异常或顶体酶水平低下。

12 什么样的卵子才能行使卵胞质内单精子注射操作？

在胚胎实验室中，工作人员在捡卵时会初步根据卵冠丘复合体的外观来评估卵母细胞的成熟度。然而，为了更准确地判断卵子的成熟度，需要进一步去除卵子周围的颗粒细胞，使卵母细胞完全裸露，根据第一极体排出情况来判断卵母细胞的成熟度。通过观察卵母细胞核，一般可将卵母细胞分为三期：

（1）GV 期：细胞内可见一个明显的中央"大眼睛"，即生发泡。核膜清晰可见，核仁明显，透明带厚薄不均匀。

（2）MⅠ期：核膜被溶解，细胞核不可见，细胞膜与透明带紧密相连。

（3）MⅡ期：出现第一极体，细胞质质地均匀，卵周间隙小，透明带清晰透明。

GV 期和 MⅠ期的卵母细胞尚未完成第一次减数分裂，均属于未成熟卵子，因此不适合进行 ICSI。而 MⅡ期的卵母细胞已经处于减数第二次分裂的中期，是成熟卵可用来进行 ICSI，一旦受精，它们将继续减数分裂，排出第二极体，完成第二次减数分裂，并最终发育成为胚胎。

13 影响卵胞质内单精子注射受精失败的因素有哪些？

影响 ICSI 受精失败的因素主要包括卵子因素、精子因素和技术操作因素。

（1）卵子因素：种子的质量对于果实的成长至关重要，同样，卵子的质量也直接关系到胚胎的质量。卵子内部的蛋白质、染色体、线粒体等成分的异常，或者卵子发育过程中的细胞质与细胞核成熟度的非同步化，都可能影响到卵子的激活作用，进而导致受精失败。

（2）精子因素：如少精、弱精、畸形精子等，都可能导致受精失败。特别是当精子形态异常，如圆头精子、严重畸形精子，或精子缺乏关键的卵子激活因子——磷脂酶C时，受精率会大大降低。

（3）技术操作因素：如果精子未能成功注射入卵子、精子制动环节处理不当，或者在显微注射过程中技术人员出现诸如损伤纺锤体、聚乙吡咯烷酮（PVP）注射过量等错误操作，都可能对卵子的正常激活造成干扰，最终导致ICSI受精失败。为确保操作精确无误，通常会安排经验丰富、技术精湛的专业人员执行ICSI操作，以最大程度地降低由人为操作失误引起的受精失败风险。

14 卵胞质内单精子注射受精失败后，还有哪些可行的补救措施？

当ICSI受精未能成功时，我们可以在下一个周期采取一系列策略来应对并尝试提高受精的成功率：

（1）优化临床促排卵方案：①调整促排卵方案以增加获取的卵子数量并提升其质量；②患者在生活上应配合治疗，保持规律作息、良好的饮食习惯，并适当锻炼以缓解生活和工作压力。

（2）提升精子质量：①男性患者应养成健康的生活习惯，戒烟限酒，避免桑拿和久坐，并尽量远离重金属、化学物质和微波；②技术人员在ICSI操作过程中应挑选形态正常的精子进行受精操作。部分胚胎实验室可采用形态学选择性卵胞质内单精子注射（IMSI）技术来进一步优选精子。

（3）卵子人工激活（AOA）：这是一种针对卵子激活障碍导致ICSI受精失败的有效方法。通过物理或化学手段刺激卵子，恢复其激活能力，从而完成受精过程。特别是对于圆头精子或部分形态异常的精子，这种方法效果显著。近期研究显示，通过卵子人工激活技术出生的儿童在健康、主要出生缺陷、精神和行为状况方面与其他儿童无明显差异。然而，为确保子代的安全性，仍需严格控制人工激活的指征，并收集更多临床数据进行长期随访观察。

15 卵胞质内单精子注射是不是比常规体外受精好？

卵胞质内单精子注射不能完全取代常规体外受精（IVF）。首先，相对于卵细胞来说是一种有创操作，可能会损伤卵细胞的纺锤体等超微结构，从而带来潜在风险；其次，卵细胞的质量也会受到多种因素的影响，包括操作技术和培养系统等，如果卵细胞本身质量不佳，或者在操作过程中受到不利影响，可能会导致其退化；此外，虽然 ICSI 技术在一定程度上提高了受精的成功率，但并不能保证100%的受精成功，有时因为卵细胞激活失败或精子异常等问题，也可能导致受精失败。

16 人工授精和体外受精有什么区别？

　　人工授精和体外受精是两种不同的辅助生殖技术，它们之间存在的区别主要体现在以下方面：

　　（1）受精方式不同：①人工授精是将处理过的精子直接注入女性生殖器官内，精子和卵子在女性体内自然结合（图3-6）。②体外受精则是将卵子和精子取出体外，在实验室条件下进行受精并发育成早期胚胎，再将胚胎移植回母体子宫内（图3-7）。

　　（2）适用情况不同：①人工授精主要适用于因男方因素导致的不孕，如精液异常、性功能障碍或无精子症，以及女方排卵障碍或不明原因的不孕症。②体外受精多用于女方输卵管受损、子宫内膜异位症、男方精液存在抗精子抗体等复杂情况。

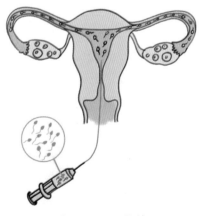

图 3-6　人工授精

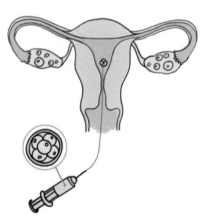

图 3-7　体外受精－胚胎移植

17 人工授精对输卵管有要求吗?

人工授精是将精子通过非性交方式注入女性生殖器官内如阴道、宫颈、宫腔(目前多采用宫腔内人工授精技术),使女性受孕的辅助生育技术。人工授精助孕方式最接近自然,需要依靠正常的输卵管功能捡拾卵子,同时为精子和卵子的结合提供场所,所以确定人工授精前,需要女方检查子宫输卵管造影,明确输卵管是否通畅。

第四节 享受"豪宅"里的美好时光——胚胎培养

1 在试管婴儿过程中,胚胎是如何进行培养和发育的?

在试管婴儿技术中,胚胎的培养过程是在神秘的"生命工厂"——胚胎实验室中完成的。患者在采卵手术结束后就能知晓获取的卵子数目。这些珍贵的卵细胞会与精子进行配对,开启新生命的起点。医生将精子和卵子相遇的这一天定为生命的起点(第0天)。然而,并非所有卵子都能与精子顺利结合形成受精卵,那些未受精或受精异常的卵子将被淘汰。接下来的每一天,胚胎学家都会密切关注这些初生的生命种子:

第1天:观察卵子是否正常受精,出现原核的大小和数量。

第2天:检查受精卵是否开始分裂,细胞数量是否达到4个,同时评估碎片程度和细胞的均匀对称性。

第3天:持续监测胚胎的发育进程,看是否达到8 ~ 10细胞阶段,并注意细胞的均匀度和碎片情况。此外,还会根据胚胎的整体发育情况,对每枚胚胎进行形态学评分。只有正常发育的胚胎才会被选为可利用的胚胎,潜能不足的则被淘汰。同时,还会综合考虑母体的身体状况,决定是否进行移植。

第4天:胚胎继续在培养箱中生长,进入桑葚胚阶段。

第5 ~ 6天:胚胎发育至囊胚阶段,此时若选择移植,则称为囊胚移植。有价值的囊胚会被冷冻保存,以备未来使用。

至此,胚胎在实验室的培养旅程告一段落,为确保新生命能在这个"生命工厂"中安全起航,每一个环节都至关重要。

2 哪些外部因素会影响胚胎发育？

从胚胎实验室培养环节来看，影响胚胎发育的外部因素包括：

（1）培养基：是试管婴儿胚胎生长发育的重要载体，其中含有水分、无机盐、氨基酸、维生素和蛋白质，还有生长因子和缓冲体系等，每种物质都非常重要。目前市场上各种类型的培养基各有优势，生殖中心需根据实际需求来精选适合的培养基。

（2）氧气浓度：模拟女性输卵管环境的研究显示，5% 的低氧环境能显著提升胚胎的质量、种植率和活产率，同时还能抑制氧自由基的产生，从而更有效地保护胚胎。

（3）温度：温度对胚胎发育的影响不容忽视。37 ℃被视为人类胚胎生长和发育的最佳温度，与人体基础温度相近。过高或过低的温度都会干扰胚胎的正常分裂和细胞代谢，极端情况下甚至会导致胚胎死亡。

（4）CO_2 浓度：在胚胎培养环境中，CO_2 起着调节 pH 值的重要作用。酸碱度的平衡对胚胎细胞的生长和发育至关重要。为确保胚胎在稳定和适宜的环境中成长，我们需要对孵育箱内的气体浓度进行严格的日常监测。

3 胚胎宝宝的"首套房"是什么样的？

胚胎实验室中的培养箱（图 3-8），作为胚胎在移入母体前的"摇篮"，是确保其顺利成长的关键场所。随着技术的进步，这些"摇篮"也经历了从"三星"到"五星"的升级过程：

（1）二气培养箱：又称为 CO_2 培养箱，主要利用 CO_2 和空气进行培养，其中氧气占比大约为 20%。这种培养箱在试管婴儿技术初期被广泛使用。

（2）三气培养箱：则更进一步，它在传统的 CO_2 培养箱基础上加入氮气和氧气，通过精确调配这三种气体，模拟了输卵管部位的低氧环境，将氧气占比降至 5%。众多研究表明，低氧环境有助于胚胎在体外的发育，能显著提高优质胚胎的形成率，以及卵裂率、囊胚形成率、妊娠率和活产率。正因如此，三气培养箱已成为当前胚胎培养的主流选择。

（3）时差培养箱：则是三气培养箱的升级版，它整合了光学显微系统，能够在设定的时间间隔内自动捕捉胚胎的图像，从而动态地监测并记录胚胎的发育全过程，例如受精卵的原核出现时间、首次卵裂时间等。通过分析这些参数，为挑选"优质胚胎"提供了更多数据支持，还减少了频繁开启培养箱的需要，确保了箱内温、湿度的稳定性，为胚胎创造了一个更加优越的生长环境。研究显示，与传统的评估方法相比，时差培养箱结合胚胎动力学进行人工智能优选，能显著提高妊娠率和活产率，并降低早期流产的风险，堪称当前胚胎培养箱界的"天花板"。

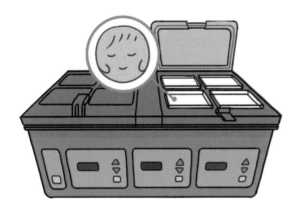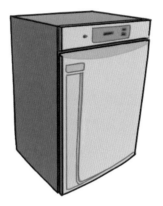

图 3-8　胚胎培养箱

4 胚胎宝宝最初"家"中的胚胎培养液到底包含哪些关键成分呢？

胚胎培养液给配子和胚胎提供了生命的源泉，让其"茁壮成长"，其主要成分包括：

（1）水：是生命的基石，它占据了人体体重的 70%，在胚胎培养液中，水的含量更是高达 99%，为胚胎的生长和发育提供了基础环境。

（2）无机盐离子：胚胎和人体一样，需要各种无机盐离子，包括钠、钾、钙、镁、氯、磷等离子。这些无机盐各具功能，有的参与形成功能性蛋白以调控胚胎发育，有的则作为信号传导直接影响胚胎发育。特别是钙离子（Ca^{2+}），它在受精过程和卵子激活中扮演着至关重要的角色。

（3）营养物质：为了模拟胚胎在母体内的自然生长环境，胚胎学家根据输卵管液中的营养成分，在培养液中添加了丙酮酸、乳酸和葡萄糖作为能量来源。这些营养物质在胚胎发育的不同阶段发挥着不同的作用，确保胚胎能够持续获得所需的能量。

（4）氨基酸：培养液中还添加了各种必需氨基酸和非必需氨基酸，小小的胚胎会利用这些氨基酸合成蛋白质，这些氨基酸还具有提供能量、调节渗透压和维持 pH 等多重功能。

（5）蛋白质：培养液中也可能存在有害成分，如重金属离子和过氧化物等。为了应对这些问题，培养液中特别添加了一些蛋白质，它们能有效吸附这些有害物质，从而保护胚胎免受其害。

（6）此外，培养液中还融入了生长因子、激素、维生素和抗生素等其他重要成分，以全面支持胚胎的健康发育。这些成分的精准配比，为胚胎营造了一个安全、舒适且营养丰富的成长环境。

5 胚胎是如何分级评分的？

胚胎的分级评分是一个严谨且精细的过程，主要针对卵裂胚和囊胚进行。

（1）卵裂胚：即卵子受精后 1 ~ 3 天的胚胎，其评级主要基于卵裂球的数量、均匀度以及碎片比例等形态学指标。这些胚胎被分为 I 级、II 级、III 级和 IV 级四个等级。其中，I 级和 II 级被称为优质胚胎，I 级、II 级、III 级均可用于移植，被统称为可移植胚胎，而 IV 级则被视为废弃胚胎。在正常情况下，胚胎发育到第 3 天时，应具备 8 个细胞。然而，在实际的培养过程中，由于胚胎发育的速度不尽相同，因此其评分也会有所差异。

（2）囊胚：则是受精卵发育到 5 ~ 6 天时，由滋养细胞、内细胞团和囊胚腔共同构成的胚胎。囊胚的培养过程实际上是对胚胎进行进一步的筛选。经过 5 ~ 6 天的体外培养，部分外观正常但染色体异常的胚胎会停止发育或出现异常形态，只有发育潜能良好的少数胚胎才能成功形成囊胚。囊胚的发育过程类似"孵化"，分为 1 ~ 6 期，每一期的变化都反映了其发育的进程。

总的来说，胚胎的分级评分是一个根据多项形态学指标进行的综合评估，旨在选出最优质的胚胎进行移植，从而提高妊娠的成功率。

6 囊胚培养是什么？与卵裂胚相比具有什么优势？

囊胚期是胚胎发育到第 5 天的阶段，经历了细胞融合、囊胚腔形成与扩张的形态变化，同时，基因调控也逐渐从母体控制过渡到胚胎自身的基因调节。这一过程要求胚胎具备高质量，因此，只有优质的胚胎才能成功发育到囊胚阶段。正因为如此，囊胚的种植率和临床妊娠率都非常高。在经验丰富、技术精湛的生殖中心，当面对数量多或质量高的胚胎时，医生会倾向于推荐囊胚培养。与卵裂胚（即胚胎发育到第 3 天）相比，囊胚具有显著优势：

（1）在体外培养的过程中，胚胎学家能够更精确地观察和选择那些具有更高发育潜能的胚胎。

（2）囊胚移植的种植窗时间与子宫内膜发育更加同步，这更符合女性的自然生理状态。

（3）囊胚移植通常采用单胚胎移植，这有助于降低多胎妊娠的风险，从而更好地保护母体的安全。

（4）囊胚细胞数目较多，其冷冻后的复苏能力更强，细胞恢复效果更佳。

（5）对于需要进行植入前遗传学检测（PGT）的治疗周期，操作人员通常会选择囊胚滋养层的细胞进行活检，这样更便于进行胚胎遗传学检测。

7 为什么建议要对非优质胚胎进行囊胚培养？

胚胎培养结果出来后，医生建议对非优质胚胎进行囊胚培养，主要是基于以下情况的考虑：

（1）需要明确优质胚胎的标准：在患者取卵后的第3天，优质的胚胎通常会发育至包含 6 ~ 8 个细胞，且这些卵裂球大小均匀，碎片率极低或无碎片（小于 5%）。未达到这一标准的胚胎，我们定义为非优质胚胎。

（2）非优质胚胎并非都意味着质量低下：实验室技术人员可以对这些胚胎进行进一步的囊胚培养。在这一培养过程中，通过体外低氧环境，能够自然淘汰那些劣质或发育迟缓的胚胎，从而让相对更"优质"的胚胎得以存活。这些经过筛选的囊胚移植后，其成功率可达 50%，与移植卵裂期的优质胚胎的妊娠成功率大致相当。

因此，对于那些非优质胚胎，我们不建议轻易放弃。它们仍有可能在后续发育中形成囊胚，从而有效提高胚胎利用率，并为孕育之路增添更多机会。

8 胚胎评分和成功率有什么关系？

胚胎评分与移植成功之间存在密切关系，然而，评分高的胚胎并不意味着移植必然成功，同样，评分较低的胚胎也并非预示着完全失败。

目前的胚胎质量评估主要是基于形态学来进行的，这就像是在"以貌取人"。因此，这种评估方式有其局限性，它并不能全面反映胚胎的真正发育潜能，有些胚胎可能在外观上看起来完美，但内部可能存在缺陷，如染色体异常。仅凭外观，我们无法完全判断其真正的内在质量和发育潜能，这也可能带来移植后胚胎停育、流产及遗传风险。

为了更深入地了解胚胎的内部情况，需要借助第三代试管婴儿技术。这项技术能够探查胚胎的内部结构，了解胚胎的染色体情况。通过筛查出染色体异常的胚胎，可以有效降低潜在的孕育风险，从而提高移植的成功率。

第五节　冻出一个"未来"的你——配子及胚胎冷冻

1 什么是胚胎冷冻？

胚胎冷冻是一种生育力保存技术，它使用特殊的冷冻保护剂将胚胎置于 –196 ℃的液氮环境中进行长期保存。在这种极低的温度下，细胞内的新陈代谢几乎停止，但并不会失去在温度升高后恢复代谢的能力，因此能够长时间地保持胚胎的活性。

目前，多数生殖医学中心广泛采用的玻璃化冷冻技术，能使胚胎在急速降温的过程中，细胞内的液体迅速转化为玻璃化固态，避免冰晶的形成，从而减少对胚胎细胞的损伤。这种技术具有操作简便、降温迅速、对胚胎损伤小、复苏存活率高等诸多优点。

2 冷冻胚胎的优势有哪些？

冷冻胚胎的优势显而易见，具体表现在以下六个方面：

（1）经济性：冷冻胚胎技术能够避免患者经历多次复杂的促排卵和取卵过程，不仅为患者节省了大量宝贵的时间，还显著降低了整体的治疗费用，使试管婴儿技术更加经济实惠。

（2）高效性：通过冷冻胚胎技术，可以实现累积妊娠率的高效提升。实际上，使用冷冻胚胎的累积妊娠率已经达到甚至超越了新鲜试管婴儿周期的移植妊娠率，这无疑大大提高了受孕成功的概率。

（3）灵活性：当母体状况不适宜立即进行胚胎移植，如内膜状况不佳、孕酮水平异常或母体稍有不适时，可以选择冷冻胚胎，等待更合适的时机进行移植。

（4）安全性：通过合理控制移植的胚胎数量，冷冻胚胎技术有助于更有效地管理多胎妊娠的风险，从而确保母婴安全。

（5）健康性：此项技术还能显著降低中重度卵巢过度刺激综合征（OHSS）的风险，特别是在预防晚发性OHSS方面具有显著效果，进一步确保了母体的健康与安全。

（6）前瞻性：对于面临化学治疗或放射治疗等治疗的肿瘤患者而言，冷冻胚胎技术不仅为他们提供了保留生育能力的机会，更为未来的家庭规划和生育需求提供了坚实的保障。这一前瞻性的应用，无疑为众多患者带来了希望。

3 哪些人需要进行胚胎冷冻？

需要进行胚胎冷冻的人群主要包括以下几类：

（1）获卵及胚胎数量多的患者：在促排周期中获得多枚卵子并形成多枚胚胎的患者，特别是当周期移植后仍有剩余的可利用胚胎时，适合进行胚胎冷冻。

（2）暂时不适合新鲜胚胎移植的患者：如因发热、内膜问题（如子宫内膜息肉、种植窗移位等）、卵巢过度刺激综合征或需处理输卵管积水等，这些情况下，胚胎冷冻是一个理想的选择。

（3）等待遗传学诊断结果的患者：在进行胚胎植入前遗传学检测活检后，需要等待诊断结果的患者。

（4）需要生育力保存的患者：对于有生育需求但因病情需要接受卵巢切除、放射治疗和化学治疗等特殊治疗的患者，可在治疗前预先冷冻保存胚胎，以保障其未来的生育能力。

4 胚胎冷冻后，低温会对胚胎造成损伤吗？

在胚胎冷冻过程中，很多人可能会担心 $-196\ ℃$ 的液氮低温会对胚胎产生不良影响。但实际上，这种超低温并不会对胚胎造成损伤。医生会在冷冻前先将胚胎中的水分置换掉，从而有效防止了冰晶这一潜在损伤因子的产生。接着，胚胎会在液氮中迅速降至极低温度，形成一种特殊的"玻璃化"状态。这种状态与我们通常理解的冷冻过程截然不同，因为它能更好地保留胚胎的原始结构和活性。正因如此，当需要解冻胚胎时，其复苏率可高达95%以上，这充分证明了该冷冻技术的高度安全性和可靠性。

5 胚胎能够冷冻保存多长时间？

胚胎在液氮中可以长时间保存，理论上并没有一个严格的保存时间限制。然而，在实际操作中，各个国家和地区对于冷冻胚胎的保存时间有不同的建议。在欧美等发达地区，一般建议保存时间不大于 5 年。而在我们国家，虽然没有明确的法律规定，但根据 2018 年中华医学会生殖医学分会发布的《冷冻胚胎保存时限的中国专家共识》，建议冻存胚胎应尽可能在 5 年之内使用，同时规定最长保存和临床使用期限不得超过 10 年。

目前尚无充分的研究证据显示，胚胎冷冻保存时间超过 6 年会对其安全性产生影响。但为了确保胚胎的活力和安全性，对于有生育计划的夫妻，还是建议尽早移植剩余的冷冻胚胎。这样做不仅可以减少潜在的风险，也有助于提高移植的成功率。

6 冷冻胚胎对孩子健康会有影响吗？

从科学角度来看，冷冻胚胎技术是将胚胎保存在 −196 ℃的液氮环境中，使其新陈代谢几乎停止，进入一种"休眠"状态。自 20 世纪 80 年代世界首例"冷冻宝宝"诞生以来，至今已有约 50 万的"冷冻宝宝"来到这个世界。经过 30 余年的技术发展和完善，冷冻胚胎已经成为一项高度成熟的技术。根据国内外对"冷冻宝宝"的长期随访研究显示，经过解冻、复苏和移植后的冷冻胚胎，其妊娠后出生的孩子在生长发育和健康状况上，与自然妊娠分娩的孩子并无显著差异。所以，从目前的科学证据来看，冷冻胚胎技术对孩子的健康并无不良影响。

7 女性卵子可以进行冷冻吗？

冷冻卵子的技术本身并不完全成熟，其安全性和成功率还存在一定的限制，在临床工作中并不是所有女性都适合进行卵子冷冻，基于以下情况可以考虑进行卵子冷冻：

（1）有不孕病史及助孕指征的夫妇：在试管婴儿过程中，当女性取卵日其丈夫取精失败且不接受供精时，可以选择先冷冻卵子，以便在后续有合适的精子时进行受精。

（2）希望保留生育能力的女性：对于患有恶性肿瘤或其他疾病可能导致卵巢功能减退的女性，在治疗（如手术、化学治疗等）前可以选择冷冻卵子，以保留生育的可能性。这一选择通常需要进行伦理讨论和一系列流程。

另外，虽然技术上可以实现冻卵，但在我国由于政策、法律以及伦理等方面的考虑，冻卵受到一定限制。因此，在具体操作前，还需了解和遵守相关法律法规。

8 什么情况需要冷冻精子？

男性在面临以下情况时，需要进行精子冷冻：

（1）癌症或肿瘤患者：对于患有癌症、肿瘤等严重疾病并即将接受化学治疗或放射治疗的患者，精子冷冻可以保护他们的生育能力，因为这些治疗可能会对生殖系统造成损害。

（2）取卵日无法取精的情况：在辅助生殖过程中，如果男性在取卵日因故无法提供精子，可以提前取精并进行冷冻保存，以确保后续受精过程的顺利进行。

（3）梗阻性无精症者：对于这类患者，男科医生在进行诊断性穿刺时，可以选择将附睾或睾丸中的精子进行微量或单个冷冻保存。这种方式避免了患者反复接受创伤性操作，保护了患者的生育能力。

（4）精子质量下降或职业风险人群：对于精子质量逐渐降低的患者，以及因职业特殊而长期暴露于放射性或有毒物质中，可能影响生育功能的人群，精子冷冻是一种预防性措施，可以保障他们未来的生育需求。

（5）有生育计划但短期内不能实现的健康人群：对于当前没有生育计划但未来有生育要求的健康男性，精子冷冻提供了一种选择，让他们可以在未来需要时使用保存的精子，但是这一选择通常需要进行伦理讨论和一系列流程。

9 单精子冷冻的优点是什么？

单精子冷冻是一种辅助生殖治疗中的特殊精子冻存方法，适用于通过手术取精获得的精子数量稀少的无精症患者。在传统精子冻存方法中，精液与冷冻保存液按 1:1 混合后直接装入冻存管内，冻存体系较大、杂质较多。而单精子冷冻则通过使用特殊的片状冷冻载体，将精子逐条挑出并附着在载片上，然后进行冷冻保存。其优点包括：

（1）减少精子丢失：由于精子被固定在载片上，不易在冷冻和解冻过程中丢失，从而提高了精子的存活率。

（2）提高治疗效率：解冻后的精子可以直接用于单精子注射。

（3）灵活调整精子数目：每枚载片上的精子数目可以根据现有周期的预期获卵数进行灵活调整，这有助于优化治疗效果。

（4）避免反复冻融：使用单精子冷冻方法可以避免对精子进行反复的冻融操作，从而减少了精子受损的风险。

10 稀少精子冷冻的适应证有哪些，如何去冷冻？

稀少精子冷冻的适应证主要包括以下几类：

（1）无精子症者：通过睾丸精子抽吸术（TESA）、显微睾丸取精术（mTESE）、经皮附睾精子抽吸术（PESA）和显微附睾精子抽吸术（MESA）等外科取精术获得的睾丸或附睾精子数量稀少。

（2）不射精症患者：通过电刺激取精方法获得的微量精子。

（3）严重少精子症患者：其精液中的精子浓度 $< (1 \sim 5) \times 10^6/mL$。

进行稀少精子冷冻的步骤如下：首先，工作人员对手术取得的组织进行分离，提取获得微量精子。接着，通过离心浓缩的方法提高精子浓度。然后，加入适量的培养液，培养一段时间让其进行体外获能。采用 1.8 mL 的冷冻管或 0.25 ~ 0.5 mL 的麦管作为冷冻载体，最后加入冷冻保护剂，利用超低温（–196 ℃）技术冷冻在液氮中。当需要使用的时候，将储存精子的样品管于37 ℃水浴进行解冻后使用。

第六节　唤醒"千年之恋"的小主——配子及胚胎解冻

1 胚胎解冻有哪些流程？

胚胎解冻（图 3-9）的流程一般包括以下步骤：

（1）信息核对与准备：工作人员会先核对和准备需要解冻的胚胎相关信息，包括患者的病历号、姓名、冷冻日期、胚胎质量等信息。

（2）液氮罐中取出冷冻胚胎：工作人员前往液氮罐储存库，根据记录的冷冻位置，在液氮罐中找到并取出含有胚胎的冷冻载杆，双人核对。

（3）解冻复苏：将胚胎从液氮中迅速转移到解冻液中，进行快速解冻。解冻过程中要确保温度逐渐回升，避免细胞因温度变化太快而受损。

（4）去除冷冻保护剂并评估：解冻后，需要从胚胎周围去除冷冻保护剂，并将其转移到适当的培养基中。在显微镜下观察胚胎的存活情况和形态，评估其是否适合移植。

（5）胚胎移植准备：选定适合移植的胚胎后，将其置于 37 ℃培养箱中培养直至移植。

（6）患者身份及胚胎信息核对：在移植前，需核对患者的身份信息和解冻的胚胎信息，在核对所有信息无误后，将胚胎移植入患者子宫内，确保一切正确。不同医院的实验室在具体操作流程上会存在细微差异，专业人员会严格遵循操作规程以确保胚胎的安全和患者的健康。

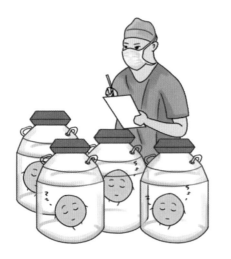
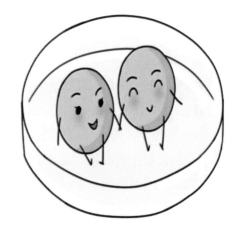

图 3-9　胚胎解冻复苏

2 胚胎复苏的过程是怎样的?

胚胎复苏的过程是一个高度精细化的操作流程。首先，将冷冻的胚胎迅速稳妥地投放到已经预热至适宜温度的解冻液中，以实现快速且安全的解冻。随后，根据预设的时间间隔，依次将胚胎转移到稀释液、洗涤液中，以去除冷冻保护剂并恢复胚胎的活性。复苏后的胚胎将被转移到培养液中进行培养，并在恒温 37 ℃、5%CO_2 的培养箱中进行培育。在此期间，工作人员会定期观察与评估，以确保胚胎正常发育，为后续的移植做好充分准备。

3 胚胎复苏后需要培养多长时间才可以移植？

胚胎复苏后继续培养的目的是对胚胎进行评分，评估胚胎的发育潜能。需要培养的时间因不同情况而异，这主要取决于胚胎的发育阶段、患者的选择和生殖医学中心的移植策略。以下是一些可能的培养时间范围：

对于卵裂胚，如果计划第二天移植，则会在前一天下午解冻复苏后继续培养 10 ~ 14 小时；如果计划当天解冻移植，一般培养 1 ~ 2 小时即可。具体的培养时间可能因胚胎质量和患者的具体情况而有所调整。对于囊胚，复苏后培养的时间相对较短，培养 2 小时就基本已经达到移植的条件。

综上所述，胚胎复苏后的培养时间并不是一个固定的数字，而是根据多种因素综合决定的。患者在进行胚胎移植前，应与医生详细讨论，确定最适合自己情况的培养和移植方案。

4 胚胎复苏后，胚胎学家怎么判断发生了冷冻损伤？

胚胎复苏后，胚胎学家可通过一系列的评价指标来判断胚胎是否发生了冷冻损伤，主要从三个方面进行：

（1）形态学评价：通过显微镜观察胚胎的形态。检查胚胎的细胞结构是否完整，是否有细胞溶解、退化或死亡的现象。例如，对于卵裂期胚胎会评判胚胎内存活的细胞数。若细胞存活率低于 50%，则可能认为冷冻损伤较为严重。

（2）发育潜力评估：胚胎复苏后，通常会被继续培养一段时间，以观察其发育情况。胚胎学家会监测胚胎的细胞数目是否增加，以及是否出现内细胞团体积更大、胚腔更加充盈等积极发育的迹象。若胚胎在培养过程中表现出良好的发育潜力和增长趋势，则说明冷冻损伤可能较小。

（3）临床妊娠结果：虽然这不是直接的判断方法，但移植后的胚胎是否能够成功着床和发育，也是验证冷冻损伤程度的一个重要指标。如果胚胎能够成功着床并发育成胎儿，那么可以认为冷冻损伤相对较小。然而，这一标准受到患者自身内膜准备、激素水平以及多种其他生理因素的影响，因此只能作为参考，而非绝对的评价指标。

5 解冻后胚胎等级会发生变化吗?

解冻后胚胎等级是有可能会发生变化,这种变化包括:

(1)保持不变:在大多数情况下,解冻后的胚胎会维持其原来的等级状态,即解冻前后胚胎的细胞数目、均匀程度及胚胎碎片等评级指标不会发生变化。

(2)升级:如果解冻后的胚胎在实验室中继续培养,并且出现内细胞团体积增大、胚腔更加充盈等发育良好的迹象,那么胚胎的等级有可能会提升。

(3)降级:解冻过程中,如果胚胎细胞受到损伤或死亡,导致原有细胞数目减少或胚胎结构受损,那么胚胎的等级就可能会降低。此外,如果解冻后出现囊腔没有扩张,甚至胚胎死亡的情况,也会导致等级降低。

6 胚胎解冻后出现死亡或者降级是怎么回事?

胚胎解冻后出现死亡或降级,可能是因为以下几个因素导致的:

(1)胚胎质量:胚胎的质量直接影响解冻后的存活率。如果胚胎本身质量差,碎片多,复苏后死亡和降级的可能性就会增大。

(2)技术因素:胚胎解冻过程中,若温度控制的精确度不足或是解冻操作流程耗时过长,都可能对胚胎构成潜在的伤害。

这也就是为何工作人员会首选质量上乘的胚胎来进行冷冻,因为优质胚胎更有可能在冷冻和解冻的过程中保持其活力和质量,减少退化和死亡的风险。

7 冷冻精子解冻后受精会影响胚胎质量吗?

使用冷冻精子解冻后进行受精,通常情况下不会对胚胎质量造成影响。精子冷冻是将男方的精子保存在 -196 ℃的液氮环境中,这已经成为保护男性生育力的有效手段。在这个过程中,精子会被加入特殊的冷冻保护剂,以确保其在超低温环境下能够维持其生物活性,理论上可以长期保存。

当精子被需要时,会进行解冻。而精子与卵子成功结合的关键,并不在于它被冷冻了多久,而在于解冻后它所展现的活力。工作人员会在解冻后对精子进行细致地观察和评估,筛选出质量最佳的精子来与卵子结合。即使对于精子数量较少的患者,也可以采用 ICSI 技术。

8 使用解冻精子进行辅助生殖技术会影响子代健康吗？

使用解冻精子进行辅助生殖技术对子代健康并无明显不良影响。多项研究表明，通过这种方式出生的婴儿出生缺陷的风险并未显著增加。

在我国进行的一项涵盖多地区、大规模的研究显示，利用冷冻精子诞生的婴儿出生缺陷率为 1.09%，这一数字甚至低于我国围生期出生缺陷的总发生率 1.53%。国际上的研究数据也与此相符。

尽管冷冻过程中的温度变化、冰晶形成等因素，可能会对精子质量造成影响，但在恰当的冷冻和解冻条件下，精子的遗传物质能够得到有效保护。辅助生殖过程中的精液优化处理，能够挑选出质量上乘的精子用于受精，这不仅提升了成功率，也降低了潜在风险。

此外，卵子本身具备一定的修复能力，可以对精子可能存在的轻微损伤进行修复，这进一步减少了不良妊娠结果的可能性。

第七节　请接驾，解锁"亲们"的驾到时机——胚胎移植

1 移植卵裂胚或者囊胚，哪个成功率更高？

卵裂胚和囊胚分别代表胚胎发育的不同阶段，而其移植成功率受患者年龄、胚胎质量、子宫内膜环境及激素水平等多重因素影响。由于囊胚经历了更充分的体外培养周期，其生长潜力和着床能力通常更强。因此，在多数情况下，囊胚移植的成功率相对较高。

囊胚移植之所以具有较高的成功率，是因为它为医生提供了更多时间窗口来观察和评估胚胎的发育质量。囊胚的发育阶段更接近自然着床状态，植入后往往表现出更好的生长发育趋势。然而，囊胚培养也存在一定风险，包括胚胎停止发育或质量降低等问题，这可能导致无可用胚胎进行移植。

尽管囊胚移植在多数情况下可能具有更高的成功率，但这一结论并非绝对，实际成功率仍需结合患者的个体差异和医生的专业判断来确定。

2 质量较差的囊胚还有移植的必要吗？

对于囊胚质量不好的情况，是否进行移植需要综合考虑多个因素。如果囊胚质量较差，且患者的身体状况和医生的建议不倾向于移植，那么可以考虑放弃移植，以避免不必要的风险和可能的失望。然而，如果医生建议可以尝试移植，或患者有强烈的移植意愿，那么在充分了解和权衡所有可能的风险与成功率之后，也可以作出进行移植的决定。

目前主要依据 Gardner 评分来评估囊胚的质量。该评分系统通过考察囊胚的扩张状态、内细胞团和滋养层细胞的发育情况来评定胚胎级别。养囊过程实际上是一个自然淘汰的过程，只有具备一定发育潜能的胚胎才能成功培养成为可利用的囊胚。尽管低级别囊胚的妊娠率随着年龄增长而呈下降趋势，但即使是质量较差的囊胚也有可能带来成功的妊娠。

3 胚胎移植进去后，会不会掉出来？

由于胚胎非常微小，肉眼难以察觉，医生是在 B 超的精确引导下，将胚胎放置在子宫内最适宜的位置。移植完成后，胚胎会在宫腔内自主寻找适合的"土壤"进行着床，这一过程并不会受到站立、行走或平躺等动作的影响。

当胚胎被送入宫腔后，它会紧密地黏附在子宫内膜上。而且，宫颈口在正常情况下是紧闭的，这就为胚胎提供了一个安全稳定的环境，因此，无须担心胚胎会掉出来。所以，孕妇可以保持愉悦的心情，期待新生命的到来。

4 为什么即使将优质胚胎移植到子宫内，也不能保证 100% 着床成功？

即使将优质胚胎移植到子宫内，也不能保证 100% 着床成功，是否能成功妊娠是受很多因素影响的。

首先，胚胎质量是成功的基石，但即便是"优质"胚胎，也存在染色体异常的风险，且这一风险随母亲年龄增长而上升。同时，精子和卵子的质量也会直接影响胚胎的发育潜力和着床能力。

其次，子宫内膜的容受性对胚胎着床至关重要。它必须处于适宜的状态，并与胚胎的发育同步，才能成功接纳胚胎。

再次，母亲的全身健康状况也是决定胚胎能否成功着床的重要因素。内分泌、凝血、代谢状态等都会影响胚胎着床和发育。例如，甲状腺功能亢进或低下、胰岛素抵抗、高血压和糖尿病等，都可能干扰胚胎着床的过程。此外，母亲的精神状态也不容忽视，过度的精神紧张可能导致内分泌紊乱或宫缩，进而影响胚胎的着床。

最后，即使所有条件都看似完美，也无法保证胚胎一定能够成功着床。因为胚胎的发育潜能只有在移植后才能真正展现，临床实际工作中确实有胚胎可能在体外看似优质，但在子宫内却无法成功着床。

5 新鲜胚胎移植和冷冻胚胎移植的差异是什么？

关于新鲜胚胎与冷冻胚胎的选择，有人认为新鲜胚胎移植一定会比冷冻胚胎好。其实并不然，新鲜胚胎和冷冻胚胎各有优势：

（1）从胚胎的角度来看，新鲜胚胎直接从体外培养体系中获得，减少了胚胎冷冻和复苏等步骤的干扰。尽管冷冻和复苏过程有可能对胚胎造成微小损伤，但现代的玻璃化冷冻技术已大大降低这种风险。实际上，有学者研究指出，这项技术对胚胎的损伤率可以忽略不计。值得注意的是，对于患有多囊卵巢综合征（PCOS）的女性，使用冷冻胚胎可能更为安全，并且有助于提高妊娠成功率和新生儿活产率。

（2）就患者自身状况而言，如果促排卵周期后的内分泌环境稳定、身体激素水平正常，且子宫内膜及输卵管状况良好，那么新鲜胚胎移植是一个不错的选择。然而，如果促排卵周期后患者出现内分泌紊乱、孕酮升高、宫腔积液或其他不利于胚胎着床的情况，此时选择冷冻胚胎，待 1 ~ 2 个月经周期后再进行解冻和移植，可能会更加理想。

（3）从心理角度分析，经历过新鲜周期的患者，在解冻胚胎移植时，由于对治疗过程有了更深入的了解，可能会感到更加放松，这种心态有可能提高受孕概率。

综上所述，新鲜胚胎和冷冻胚胎的移植周期妊娠率相当。不同的生殖中心可能会有些许差异，选择哪种方式更多地取决于患者的具体情况和需求。

6 什么情况下只能移植一枚胚胎？

以下情况建议只移植一枚胚胎：

（1）获得优质囊胚时：当患者成功培育出高质量的囊胚时，单囊胚移植是一个理想的选择。经过胚胎筛选和其自身的自然选择，能够发育到囊胚阶段的胚胎，通常具备出色的发育潜能。由于这类胚胎的着床能力强，因此即便只移植一枚，也能保证较高的妊娠率。

（2）年轻且首次移植的患者：对于年龄小于 35 岁且是首次进行胚胎移植的患者，由于其生育力处于较佳状态，成功妊娠的可能性较高。在这种情况下，如果卵巢功能和子宫环境均良好，单胚胎移植便足够提供高妊娠率，无须移植多枚胚胎。当然，这个决策应结合患者的具体身体状况和医生的专业建议。

（3）不适合多胎妊娠的患者：对于因健康原因不适合多胎妊娠的患者，单胚胎移植是唯一安全的选择。这样做不仅有利于提高胚胎着床率和妊娠率，更重要的是能确保母婴的安全，避免对患者的身体健康造成不良影响。

7 胚胎移植后，胚胎需要多长时间着床?

在自然受孕过程中，受精卵着床一般是开始于受精后的第 6 天，到第 11 ~ 12 天完成。然而，在试管婴儿过程中，由于移植的胚胎类型不同（第 3 天的卵裂期胚胎或第 5 ~ 6 天的囊胚），着床时间也会有所不同。

（1）第 3 天的卵裂期胚胎：这是胚胎发育的早期阶段。移植后，卵裂期胚胎会在宫腔内继续发育，直到形成囊胚以后才能植入子宫。因此，移植卵裂期胚胎后，需要 3 ~ 5 天才会着床。

（2）第 5 ~ 6 天的囊胚：囊胚是胚胎体外培养的终极阶段，也是受精卵开始植入子宫的阶段。因此，移植囊胚后的着床时间会大幅缩短，通常只需 2 ~ 3 天。

另外，具体着床时间还受到患者身体状态和胚胎质量的影响，因此存在一定的个体差异。有时，胚胎的着床时间可能会稍晚，但通常不会超过移植后一周。每个人的着床感觉和反应都有所不同，没有统一的标准来判断是否顺利着床。由于个人体质和环境的差异，有些患者可能会出现着床出血、着床痛、胸部胀痛、易疲劳、嗜睡等症状，但也有患者无任何感觉却成功怀孕。因此，最可靠的方法还是通过医院检测血 HCG 水平来确定是否怀孕。

8 0PN 和 1PN 胚胎能够进行移植吗?

在体外受精过程中，除了正常受精并含有两枚原核（2PN）的胚胎外，还会遇到 0PN 和 1PN 的胚胎。这些非 2PN 胚胎的出现可能是由于原核的提前消失、延迟形成、融合或消失不同步等原因造成的。尽管一部分 0PN 和 1PN 胚胎在遗传上是正常的双亲二倍体，即和 2PN 胚胎一样含有来自父母双方的遗传物质各一套，但它们的整体质量和发育潜力通常低于 2PN 胚胎。

无论是 0PN 还是 1PN 胚胎，它们在发育到囊胚阶段时，整倍体率（即染色体数目正常的胚胎比例）都高于卵裂期胚胎。这表明非整倍体胚胎在发育过程中更难以存活到囊胚阶段，因此囊胚培养可以被视为一种筛选非 2PN 胚胎的有效手段。那些无法形成囊胚的胚胎就被自然淘汰了。

然而，尽管囊胚培养可以降低非整倍体的风险，但非 2PN 胚胎仍然不是移植的首选。只有在没有 2PN 胚胎的情况下它们才能作为移植的候选，并建议通过胚胎植入前遗传学检测（PGT）进行进一步鉴定和筛选。

第八节　小小"黑科技"大显身手——辅助孵化

1 什么是辅助孵化？

辅助孵化（AH）是通过化学、机械或激光的方法，人为地对透明带进行打薄、打孔甚至完整切除，以帮助胚胎从透明带内孵化出来的技术。

2 为什么要进行辅助孵化？

透明带作为卵母细胞外部的透明非细胞基质，主要由硫酸化糖蛋白构成。其双层结构独特，外层较厚而内层则薄且富有弹性。

随着胚胎的发育，囊胚逐渐形成并扩张，而胚胎最终需要从透明带中成功孵出，以种植到子宫内膜上继续发育，这一过程被形象地称为"孵化"，它不仅标志着胚胎成长的一个重要阶段，更是胚胎继续发育不可或缺的必要条件。

然而，有时胚胎可能会因为某些原因而无法自行完成这一孵化过程。此时，辅助孵化技术可助力胚胎顺利孵化，为胚胎健康发育提供更好的条件。

3 在什么情况下需要做辅助孵化？

辅助孵化技术主要适用于以下几种情况：

（1）高龄或者是 FSH 基础水平高的患者：随着年龄的增大和内分泌激素的改变，透明带会随之变硬，从而失去弹性，导致自然孵化有一定的困难，辅助孵化有助于改善胚胎的孵出和植入过程。

（2）透明带过厚：当胚胎的透明带厚度超过正常范围（通常大于 15 μm）时，会直接影响胚胎的自然孵出过程。通过辅助孵化技术可以削弱透明带的硬度，提高胚胎的孵出率。

（3）反复 IVF 失败：在排除其他可能导致植入失败的因素（如子宫内膜问题、宫腔环境、胚胎质量、输卵管积水等）后，如果患者经历了多次 IVF 失败（大于 3 次），则可以考虑透明带异常作为潜在原因，并尝试辅助孵化技术。

（4）冻融胚胎：经过冷冻和解冻过程的胚胎，其透明带可能会变硬，从而影响胚胎的孵出。辅助孵化技术有助于改善冻融胚胎的植入成功率。

（5）发育缓慢的胚胎：对于部分发育速度较慢的胚胎，辅助孵化可以帮助它们与子宫内膜的种植窗口同步，从而提高植入成功率。

（6）植入前胚胎遗传学诊断和筛查：在需要进行植入前胚胎遗传学诊断和筛查的情况下，辅助孵化技术可以作为一种辅助手段，帮助改善胚胎的孵出和植入过程。

4 辅助孵化的操作方法有哪些？

在辅助生殖技术中，辅助孵化是一个关键步骤，可以有效提高胚胎植入子宫内膜的成功率。以下是辅助孵化的四种主要操作方法：

（1）激光法：是一种被广泛采用且被认为是最安全和先进的辅助孵化技术。它是利用低能量的激光束在胚胎的透明带上精确地打孔，有助于胚胎在植入过程中更容易地从透明带中孵出。

（2）化学法：使用特制的酸性溶液，选择性地溶解胚胎透明带上的一个小区域，从而形成一个微小开口，促进胚胎的孵出。

（3）机械法：使用特制的、精细的穿刺针来物理地切开胚胎的透明带。虽然这种方法能够直接创建一个开口，但也可能对胚胎造成较大的机械损伤。

（4）酶消化法：在植入前，将囊胚置于含有一定浓度酶的溶液中，这些酶能够消化透明带的一部分，从而使囊胚更容易从透明带中孵出并植入子宫内膜。

5 透明带的作用是什么？

透明带是卵母细胞和早期胚胎外部的一层特殊结构，呈现出透明的外观，主要由硫化糖蛋白构成，具有双层特性，外层较为厚实，内层则相对薄且富有弹性。透明带作为一道天然屏障，有效地保护了胚胎的完整性，防止了外界环境对胚胎的潜在损害。在受精过程中，透明带有助于精子和卵细胞的相互识别，确保只有活力最强的精子能够接近卵细胞。同时还能够阻止多个精子同时进入卵细胞，从而避免多精受精的风险，保证了受精过程的正常进行。

随着胚胎的发育，当达到囊胚阶段时，透明带会逐渐变薄，直至最终破裂，这一过程被称为"透明带破裂"或"孵化"。这一变化是胚胎进一步发育和准备植入子宫的必要步骤，因为它使得胚胎能够顺利地从透明带中孵出，进而继续其发育过程。

6 激光辅助孵化会损伤胚胎吗？

激光辅助孵化是一项非常成熟的常规技术。它利用激光的热效应，通过显微镜将热量传导至透明带，使透明带溶解，从而帮助胚胎更好地孵出。激光辅助孵化技术操作简便、定位精准，操作时长短且对胚胎没有机械损伤或毒性的不良影响的优势，已被广大生殖中心胚胎实验室采用。研究表明，经过辅助孵化的胚胎能够更有效地进行内外代谢产物和营养物质的交换，进而提高胚胎发育潜力和囊胚形成率。

7 辅助孵化的操作步骤是怎样的？

辅助孵化的操作步骤包括：

（1）将需要辅助孵化的胚胎从培养皿中取出，移至显微镜下。确保胚胎位于显微镜下的适当位置，以便进行后续操作。

（2）利用激光、酶解剂或机械力等方法，对囊胚外壳进行处理，使透明带形成一条裂缝或开口。

（3）将处理后的胚胎恢复到培养皿中，继续进行培养。

（4）将处理后的囊胚移植到准备好的子宫内膜中。

8 辅助孵化技术的优势与潜在风险有哪些？

在试管婴儿技术领域，辅助孵化技术已成为提高胚胎孵化率和着床率的重要手段。该技术通过协助胚胎从透明带中顺利孵出，显著提升了胚胎着床的成功率，为众多渴望拥有孩子的家庭带来了新的希望。特别是对于高龄女性而言，辅助孵化技术显得尤为重要，因为随着年龄的增长，透明带会逐渐变厚变硬，从而增加了自然孵化的难度。

除了对高龄女性具有显著意义外，该技术也为那些在之前试管婴儿周期中未能成功妊娠的人群提供了更多的受孕机会。通过增加胚胎与子宫内膜的接触机会，辅助孵化技术有效提高了受孕的可能性。

然而，尽管这项技术带来了诸多好处，也不得不正视其存在的潜在风险。辅助孵化过程中可能会对胚胎造成损伤，这是一个不容忽视的问题。同时，该技术还可能增加单卵双胞胎的风险。

因此，虽然辅助孵化技术在临床上得到了广泛的应用，但仍无法保证其绝对的安全性和可靠性。在选择使用辅助孵化技术时，必须进行全面评估并慎重决策。

第九节　好"孕"无"陷"——胚胎植入前遗传学检测

1 什么是第三代试管婴儿？

第三代试管婴儿技术通常指的是胚胎植入前遗传学诊断（PGD）和胚胎植入前遗传学筛查（PGS），是目前最为先进的试管婴儿技术。

其是运用显微活检技术吸取卵裂球、极体或者囊胚滋养层细胞，检测是否存在遗传病基因或者染色体异常，从而选择正常的胚胎移植入母体。相较于早期的试管婴儿技术，第三代技术的显著优势在于能够有效预防遗传疾病的传递，并且专业的显微活检操作对胚胎发育并无不良影响。

在试管婴儿流程方面，第三代技术与其他技术类似，包括促排卵、取卵和胚胎培养等步骤。唯一不同的是当胚胎发育至囊胚阶段后，会进行细胞遗传学检测，同时将胚胎冷冻保存，等待检查结果出来再选择性移植。

2 PGD、PGS、PGT 分别代表什么？

PGD 即胚胎植入前遗传学诊断，主要用于检测某种已知的遗传疾病或染色体异常。通过 PGD，医生可以确定每个胚胎是否携带与特定遗传疾病相关的异常基因。若检测到胚胎存在异常，这些胚胎将不会被选为移植对象，从而显著降低患病风险。对于携带遗传疾病基因的夫妻而言，PGD 提供了一种可靠的途径，以避免将疾病遗传给下一代。

PGS 即胚胎植入前遗传学筛查，主要用于筛查染色体异常，例如唐氏综合征（Down 综合征，又称 21- 三体综合征）、18- 三体综合征 [爱德华兹（Edwards）综合征] 和 13- 三体综合征 [帕托（Patau）综合征] 等。利用 PGS 技术，可以检测胚胎的 23 对染色体结构和数目，进而准确分析胚胎是否存在遗传物质的异常。通过这种方法，我们能够挑选出染色体正常的胚胎进行移植，这不仅有助于提高妊娠的成功率，而且显著降低出生缺陷的风险。

PGT 即胚胎植入前遗传学检测，是一个综合性术语，用于描述在试管婴儿过程中进行的遗传学检测。PGT 包括 PGD 和 PGS 两种技术，旨在筛查和诊断胚胎是否携带遗传疾病或存在染色体异常风险。通过这一检测，我们确保仅选择健康的胚胎进行移植，从而大幅降低孕育出患有遗传疾病或染色体异常孩子的风险。根据检测目标的不同，PGT 技术还进一步细分为 PGT-A（非整倍体的筛查）、PGT-M（单基因疾病的筛查）、PGT-SR（染色体结构异常的筛选）等。

3 PGT 助孕适合哪些人群？

PGT 助孕技术主要适用于以下人群：

（1）染色体异常患者：包括染色体数目或结构异常，如平衡易位、罗氏易位以及染色体倒位等。

（2）单基因病患者及携带者：对于可以通过基因诊断明确的单基因遗传病患者或者携带者，PGT 能够准确识别并排除携带致病基因的胚胎，从而提高生育健康后代的机会。

（3）夫妻一方为 X 连锁遗传病的携带者。

（4）生育高龄：特别是女方年龄在 35 岁及以上的夫妇，由于高龄可能增加染色体异常的风险。

（5）反复自然流产：对于经历过 2 次及以上不明原因的自然流产的夫妇，

PGT 能够检测胚胎的染色体情况，降低再次流产的风险。

（6）反复种植失败：若夫妇遭遇 3 次及以上移植失败，尤其是当已经移植了 4～6 枚高评分卵裂期胚胎或 3 枚以上高评分囊胚均未成功。

（7）男方严重畸形精子症：对于两次巴氏染色检测发现正常形态精子百分比≤ 1% 的男性，若进一步检查发现精子非整倍体率异常率达到或超过 10%，推荐使用 PGT-A 助孕以降低遗传风险。

（8）有染色体异常患儿生育史：即便夫妻双方染色体正常，但如果他们曾生育过染色体异常的患儿，或既往有胚胎停育史且流产胚胎的染色体检测异常。

4 卵泡数少，是否适合做第三代试管婴儿？

卵泡数少并不一定不适合做第三代试管婴儿。第三代试管技术核心是对胚胎进行精准筛查与诊断，确保其健康与安全。卵泡数量少不代表卵子质量差，而且卵泡不是越多越好，过多的卵子可能增加过度刺激的风险。关键在于卵子的成熟度和质量，这才是获得妊娠的决定性因素。因此，卵泡数量并非决定性因素，重要的是通过技术筛选出健康、高移植成功率的胚胎。

5 在遗传学检测过程中，是否会对囊胚质量造成损害？

囊胚，即受精卵在发育到第 5～6 天时形成的胚胎结构，它由内细胞团、囊胚腔和滋养外胚层组成。内细胞团是一组紧密聚集的细胞，这些细胞未来会发育成胎儿的主体部分。而囊胚外围的一圈细胞，被称为滋养层细胞，它们未来会发育成胎盘。此外，囊胚还具有一个空腔称为囊胚腔。

当胚胎发育到第 5 天或第 6 天时，细胞数量显著增加。为了进行遗传学检测，胚胎学家会运用显微技术操作从囊胚的滋养层中吸取 5～10 个细胞进行送样检测。这一过程的关键在于确保不触及内细胞团，以避免对未来发育成胎儿的细胞造成任何损害。这种活检技术在显微操作系统下进行，专门针对滋养层细胞，以确保囊胚的整体质量不受影响。

在等待遗传学检测结果期间，所有囊胚都会被冷冻保存。一旦检测结果出炉，经过筛选的健康胚胎便可以选择进行移植。经过细胞活检的囊胚仍然保持活力，其特性和发育潜力不受影响，因此，这一过程不会对胚胎未来的健康或着床率造成负面影响。

6 囊胚培养加上 PGT 检测是否会把我的胚胎筛选没了？

囊胚培养实际上是一个筛选过程，通过筛选识别出发育潜能强的胚胎，同时淘汰发育能力不足的胚胎。这种淘汰其实是自然的优化选择，因为那些无法继续发育的胚胎，即使植入子宫，着床的可能性也微乎其微。

PGT 对囊胚进行深入的遗传学筛查，旨在确保所移植的胚胎是健康的。尽管此过程可能因遗传学问题而淘汰一些胚胎，但其核心目的是预防流产、死胎和胎儿异常等风险。

因此，担心囊胚培养或 PGT 检测可能导致无胚胎可移植，或担忧所有检测结果异常而拒绝这些关键筛查步骤，实则是回避现实，这无益于达成健康生育的目标。

7 为什么在进行 PGT/PGT-A 检测后，还要进行羊水穿刺？

在 PGT 检测过程中，为了不对胚胎造成过多伤害，通常只能取 5 ~ 10 个滋养层细胞进行检测。由于细胞数量有限，导致假阳性或假阴性的结果。而羊水穿刺则可以直接检测羊水中胎儿代谢出来的细胞，无须扩增，因此准确率更高，误诊概率大大降低。

在胚胎发育的早期阶段，部分细胞可能发生变异，而另一部分细胞未发生变异，这种现象称为嵌合。PGT 检测可能无法全面反映胚胎的所有细胞情况，而羊水穿刺则能在胎儿发育更成熟的阶段提供更全面的遗传学信息。

羊水穿刺作为一种产前诊断方法，不仅可以检测胎儿的遗传疾病，还能对胎儿的宫内状况进行评估，诊断胎儿代谢性疾病、神经管缺陷以及确定胎肺成熟度等。这些检测结果是 PGT 检测所无法提供的。为了确保优生优育，建议 PGT/PGT-A 的患者移植妊娠后，再行羊水穿刺进行产前诊断，这样可以提供更全面、更准确的胎儿遗传信息。

8 第三代试管婴儿可以挑选性别吗？

第三代试管婴儿技术（植入前遗传学诊断）是否可以选择性别是一个复杂的问题。从技术上讲，第三代试管婴儿技术确实具有在胚胎植入前对其进行遗传学诊断和筛查的能力。因此，从纯技术角度看，选择性别是可能的。然而，在伦理和法律的约束下，性别的选择并不是随意可以进行的。通常，只有在某些特定的医疗情况下，如避免严重的性别相关遗传疾病，才允许进行性别选择。例如，如果某个家族有一种只影响男性的严重遗传病，那么通过选择女性胚胎就可以避免这种疾病。

9　第三代试管婴儿是不是比自然受孕的孩子更聪明？

第三代试管婴儿技术与自然受孕的孩子在智力发展方面并无直接联系。孩子的智力主要受遗传和环境双重因素影响，而第三代试管婴儿技术主要是确保胚胎遗传学上的健康，不针对智力进行筛选或提升。因此，没有科学证据表明第三代试管婴儿会比自然受孕的孩子更聪明。评价孩子的成长需综合考虑智力、性格、情感和社交技能等多方面，不能仅以受孕方式作为判断标准。

10　第三代试管婴儿能保证 100% 生出健康孩子吗？

第三代试管婴儿不能保证 100% 生出健康孩子，原因有以下几点：

（1）技术局限：虽然第三代试管婴儿技术在胚胎植入前进行遗传学诊断和筛查，能够识别某些遗传疾病，但其并不是万能的。目前的技术仅能筛查出已知的约 80 种遗传疾病。对于未知的遗传疾病，这项技术目前还无法完全避免。

（2）年龄和身体状况影响：女性的年龄和身体状况对试管婴儿的成功率和胎儿健康有重要影响。例如，随着年龄的增长，卵子的质量和数量都会有所下降，这会影响妊娠率和胎儿的健康。此外，如果女性患有子宫内膜炎、子宫内膜息肉等疾病，也会对胚胎着床和胎儿发育造成影响。

第四章

从健到强，"爸"气十足保驾护航

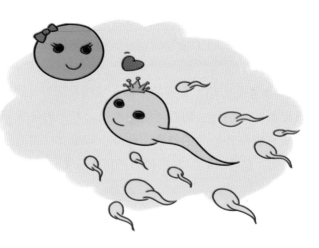

第一节　不孕不育究竟是谁之过——男性不育

1 什么是男性不育？

男性不育是指育龄夫妇有规律性生活且未采取任何避孕措施的情况下，由于男方因素导致女方在一年内未能自然受孕。男性不育按类型可以分为原发性不育和继发性不育。

2 男性不育，全球"爸"业危机，患病率究竟有多严重？

世界卫生组织（WHO）估计显示，全球范围内高达 15% 的育龄夫妇正面临生育难题。而在中国，根据中国人口协会与国家卫生健康委员会联合发布的《中国不孕不育现状调研报告》中，不孕不育患病率也高达 12.5% ~ 15%。这意味着大约每 8 对夫妇中，就有 1 对存在生育困难问题。在这些不孕不育的夫妇中，有 12.5% 的育龄夫妇在尝试生育一孩时就遭遇了困境，更有 17% 的夫妇在计划生育二孩时遭遇了生育障碍，其中男性因素竟然占据了约 50% 的比重。

3 影响男性生育力的潜在"杀手"有哪些？

影响男性生育力的主要因素纷繁复杂，其中高龄、肥胖、不良生活习惯（如熬夜、缺乏运动、吸烟、酗酒等）都可能对生育力造成威胁。此外，支原体、衣原体等感染，以及精索静脉曲张，亦可能对生育能力造成显著影响。同时，不良精神心理因素（如焦虑、抑郁、压力过大等），也会悄无声息地侵蚀着男性的生育能力。因此，对于想要生育的男性来说，了解并避免这些危险因素至关重要。

4 揭秘那些让你"爸"业难成的"幕后黑手"，男性不育的主要病因有哪些？

男性不育的主要病因包括：

（1）睾丸前因素：这主要涉及下丘脑和垂体的异常。当这些部位出现解剖结构或功能上的问题，它们可能会影响到促性腺激素的正常分泌，从而导致继发性睾丸功能障碍，影响精子的生成。

（2）睾丸因素：染色体或基因异常、先天性睾丸异常（睾丸发育不全、隐睾等）、睾丸炎（常见于腮腺炎、结核等）、睾丸扭转、精索静脉曲张、睾丸肿瘤等。

（3）睾丸后因素：睾丸内梗阻、附睾梗阻、输精管梗阻、射精管梗阻、精子 DNA 完整性降低和染色体畸变、勃起功能障碍、逆行射精等。

（4）特发性不育：即找不到特定原因的不育，单纯因为精液参数异常者。

5 前往男性不育门诊就诊时，医生会询问哪些重要信息？

医生会详细了解您的婚姻史、性生活情况、既往生育史以及是否曾接受过相关治疗。同时医生会关心您是否有过腮腺炎、睾丸炎、附睾炎等病史，以及手术史、高血压、糖尿病等健康状况，另外家族遗传史也是医生关注的重要方面。在全面了解您的病情后，医生还会对您的第二性征及生殖系统进行专业的体格检查，以确保准确诊断并制订合适的治疗方案。

6 哪些职业可能会影响男性生育力？

不同职业因工作环境和生活习惯会对男性生育力造成潜在威胁，以下是可能影响男性生育力的职业：

（1）高温接触职业：专业司机、职业厨师、锅炉工等由于长时间处于高温环境，可能导致阴囊温度升高，从而抑制精子的生成和降低精子质量。阴囊温度只要上升 1 ~ 2 ℃就会对精子生成产生负面影响。

（2）长时间久坐职业：IT 从业者、设计人员、会计员等由于长时间久坐，可能导致睾丸局部温度升高，血液循环不畅，从而影响精子生成和质量。

（3）辐射接触职业：雷达操作人员、放射科医生等由于长期接触电磁辐射，可能引发性激素分泌紊乱、生精细胞减少等问题，进而降低精子数量和质量。

（4）重金属和化学物质接触职业：某些特殊工人，如蓄电池厂工人、焊工等，可能长期接触铅、汞等重金属或苯等化学物质，这些物质对男性生殖系统有直接的毒性作用，可能导致精子数量减少、活力降低、畸形率增高等问题。

（5）有机溶剂和农药接触职业：油漆工、装修工等可能长期接触有机溶剂，如苯及其同系物、二硫化碳等，这些物质对男性生殖系统有明显的毒性作用，可能导致精子数量和质量下降。

7 在男性不育门诊就诊时，医生会安排进行哪些检查?

医生会根据具体病情和体格检查情况，有针对性地进行一系列辅助检查。这些检查包括：

（1）精液分析：精液体积、pH 值、精子总数、浓度、活力、前向运动、存活率、形态学等。

（2）生殖内分泌激素检查：睾酮、雌二醇、催乳素、LH（黄体生成素）、FSH（卵泡刺激素）、抑制素 B 等。

（3）精子 DNA 完整性检测。

（4）生殖道支原体 / 衣原体检测。

（5）阴囊、精囊、前列腺彩超。

（6）精浆生化检查（果糖、中性 α – 葡糖苷酶、锌、弹性蛋白酶等）。

（7）染色体核型、Y 染色体微缺失。

（8）抗精子抗体等。

8 无精液症和无精子症，两者有何区别?

无精液症和无精子症是两种不同的男性生殖健康问题，它们在表现上有着显著的区别。

无精液症指的是在夫妻性生活中，男性能够正常体验性高潮，但射精时无法排出精液，或者发生逆行射精。这种情况是由多种原因造成的，如尿道结构异常、神经系统疾病、手术或损伤等。

而无精子症则是指男性在一次正常的射精过程中，虽然有精液射出，但经过专业医学检测后，在精液中未能发现精子的存在。这通常意味着男性生殖系统中的睾丸无法产生精子，或者精子在产生后无法成功运输到精液中。无精子症的原因包括先天性睾丸发育不全、睾丸炎、输精管梗阻等。

9 什么是精子界的"三剑客"?

精子界的"三剑客"即少精子症弱精子症、畸形精子症。

少精子症，就是在一次射精后，精子总数低于 39×10^6 个，或者精子浓度低于 $15 \times 10^6/mL$。

弱精子症，则是指在一次射精后，能够积极前向运动的精子比例低于 32%，意味着精子的活力不足。

畸形精子症，是指在一次射精后，形态正常的精子占比低于 4%。

这些问题都可能导致男性生育能力下降，须引起足够重视（图 4-1）。

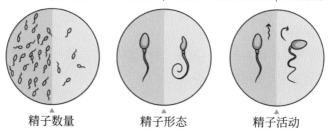

图 4-1　正常精子与少、弱、畸形精子

10 什么是血精症和死精子症？

血精症，即精液中混有血液的现象，表现为射精后精液中异常地出现红细胞，意味着生殖道内可能存在损伤或炎症。血精症虽然不是独立的疾病，但它是男性生殖系统健康状况的重要信号。而死精子症则是指男性在一次射精后，精液中的精子存活率低于正常标准（通常低于 58%），意味着大部分或全部精子已失去活力。这种情况直接影响男性的生育能力，使女性难以受孕。死精子症可能由多种因素引起，包括先天性发育异常、全身性疾病、局部病变等。

11 什么是无精子症？

无精子症并非意味着睾丸内一定没有精子产生，而是指在至少两次不同时间采集的精液样本中，经过镜检和离心沉渣检查均未发现精子。

在正常生理过程中，精子在睾丸内生成，射精时输精管中的精子会进入精囊与精囊液混合，随后进入后尿道与前列腺液混合，形成精液。因此，即使在精液检查中未发现精子，也不能断定患者就处于完全无精子状态。这种情况表明在精液中未能检测到精子，而睾丸内仍可能有精子的存在。

12 无精子症的分类有哪些？如何区分呢？

根据精子发生的调节机制与输精管的解剖生理特征，可将无精子症分为梗阻性无精子症（OA）和非梗阻性无精子症（NOA）。

梗阻性无精子症（图4-2），顾名思义是由于输精管道出现梗阻，导致精子无法正常运输至体外而产生的无精子症状。这种梗阻可能发生在多个部位，其中附睾梗阻最常见，此外，睾丸内部、输精管以及射精管等也可能成为梗阻的"重灾区"。

非梗阻性无精子症是指在排除输精管道梗阻的情况下，精液或性高潮后排出的尿液中未能检测到精子，或者生精细胞自身存在异常，这种情况被称为非梗阻性无精子症，即精子缺失并非由管道阻塞引起。

通俗点说，OA是精子在"送货"的路上遇到了麻烦，而NOA则是精子在"制造"的过程中出了问题。

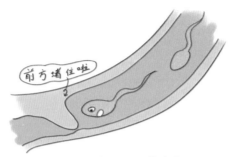

图 4-2　梗阻性无精子症

13 无精子症的治疗方法有哪些？

无精子症的治疗方法包括多种，根据无精子症的类型，治疗方法有所不同。以下是详细治疗方法：

（1）梗阻性无精子症（OA）的治疗方法：

1）显微镜下输精管复通术和输精管 – 附睾吻合术：这是针对OA最常见的治疗方法，尤其是当病因是附睾梗阻时。随着显微技术的发展，这些手术的成功率逐步上升。

2）睾丸精子抽吸术（TESA）或经皮附睾精子抽吸术（PESA）（图4-3）：对于存在睾丸内梗阻、输精管道多段梗阻、显微镜下精道重建手术失败或不适合接受精道重建手术的患者，可以选择这两种方法来直接获取足量且优质的精子。

3）联合同步卵胞质内单精子注射（ICSI）技术：在获取到精子后，可以联合同步 ICSI 技术来助孕，这是现今许多患者的首选方案。

（2）非梗阻性无精子症（NOA）的治疗方法：

1）促生精治疗：对于由低促性腺激素性性腺功能减退症导致的 NOA，可通过使用促性腺激素或脉冲式促性腺激素释放激素（GnRH）进行促生精治疗。

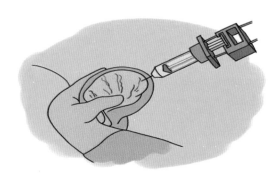

图 4-3 睾丸穿刺取精术

2）手术治疗精索静脉曲张：对于合并临床型精索静脉曲张的 NOA 患者，手术治疗精索静脉曲张有助于改善睾丸的生精功能。

3）显微睾丸取精术（mTESE）：对于部分 NOA 患者，可能需要通过显微镜下睾丸切开取精术来尝试获取精子，并联合同步 ICSI 技术。

4）辅助生殖技术：如果药物治疗无效或显微取精术未能发现精子，患者可以选择领养或者使用人类精子库的供精辅助生殖助孕，包括供精人工授精（AID）和供精试管婴儿等。

14 什么是免疫性不育？

免疫性不育指男性因体内存在抗精子抗体，导致精子质量和功能显著降低，进而影响其生育能力的一种病理状态。这种抗体会干扰精子的正常生理功能，使受孕变得困难。

15 什么是特发性男性不育？

特发性男性不育是指临床上没有明确致病因素，却出现精液指标异常的男性不育情况，这种类型占男性不育的 25% ~ 44%。

16 治疗男性不育的基础药物有哪些？

治疗男性不育的基础药物包括以下几类：

（1）抗氧化治疗：天然维生素 E，具有抗氧化作用，有助于保护精子免受氧化应激的损害，提高精子质量；硫辛酸，通过抑制脂肪分解、抗氧化等作用，改善细胞的代谢功能，提高精子存活率；左卡尼汀，作为一种蛋白质水解酶，可以提高精子的活力，对于治疗弱精症或无精子症的男性不育症有一定作用。

（2）改善细胞能量代谢：辅酶 Q10，能够改善全身组织和细胞代谢能力，且多兼有抗氧化作用，从而提高精子质量；左卡尼汀，除了抗氧化作用外，还能改善细胞能量代谢，提高精子活力。

（3）改善全身和生殖系统微循环：七叶皂苷类药物，通过改善全身或局部组织的微循环功能，来促进睾丸生精以及附睾内精子成熟。

17 男性不育的内分泌治疗药物有哪些？

男性不育的内分泌治疗药物主要包括以下几类：

（1）促性腺激素类：

1）促性腺激素释放激素（GnRH）：这是一种调节激素，能够刺激垂体分泌促性腺激素，进而促进睾丸产生睾酮和精子。

2）人绒毛膜促性腺激素：对于因睾酮分泌不足而导致的男性不育，HCG 具有提高男性体内睾酮水平的作用。

3）尿促性腺激素（HMG）：对于精子活力低下的患者，HMG 具有提高精子活力的作用。

（2）雌激素受体拮抗药：

1）枸橼酸氯米芬（CC）：是一种雌激素受体拮抗药，可以抑制垂体促性腺激素分泌，从而刺激睾丸产生更多的睾酮和精子。对于精液严重异常的患者，它可以使性腺功能恢复正常，提高受孕概率。

2）他莫昔芬：与枸橼酸氯米芬类似，也是一种雌激素受体拮抗药，用于促进精子生成。

（3）芳香化酶抑制剂：

1）来曲唑：主要用于乳腺癌治疗，但也可用于提高男性精子数量和质量。

2）阿那曲唑：同样是一种芳香化酶抑制药，可以抑制雄激素转化为雌激素，提高睾酮水平。

（4）糖皮质激素：在特定情况下，如继发于先天性肾上腺皮质增生的男性不育患者，可能需要使用糖皮质激素进行治疗。但长期使用糖皮质激素可能会对生育功能产生负面影响，因此需要在专业医生指导下使用。

（5）多巴胺受体激动药：溴隐亭和卡麦角林主要用于治疗高泌乳素血症引起的男性不育。其通过抑制泌乳素分泌，从而恢复性腺轴的功能，提高睾酮水平和精子质量。应在医生的指导下用药，并密切关注药物反应和副作用。

18 男性如何优化精液质量，积极防范不育风险?

男性优化精液质量，积极防范不育风险，可以从以下几方面努力:

（1）避免高温环境:尽量减少长时间暴露在高温环境中的机会，如泡温泉、蒸桑拿或从事高温作业。睾丸需要比身体其他部位稍低的温度来保持精子的生成和质量。因此，保持阴囊部位的凉爽环境对精子健康至关重要。

（2）健康饮食:合理安排饮食，确保饮食多样化，摄入足够的营养。特别是增加富含锌、硒、维生素 C 和维生素 E 的食物摄入，如坚果、鱼类、绿色蔬菜、水果等。这些营养素对精子的生成和活力有重要作用。

（3）戒烟限酒:烟草和酒精对男性生育能力有显著影响。烟草中的尼古丁和其他有害物质会损害精子质量，而酒精则可能导致精子数量减少和活力下降。因此，男性应戒烟限酒，以保持精液质量。

（4）适度运动:每周坚持有氧运动 3 ~ 4 次，每次 1 ~ 2 小时。运动可以提高身体素质，促进血液循环，有利于精子的生成和运输。但避免过度运动，以免对身体造成负担。

（5）保证充足睡眠:保证睡眠质量，避免熬夜。充足的睡眠有助于身体恢复和内分泌系统的稳定，对精子的生成和质量有积极影响。

（6）调整生活节奏:合理安排工作和生活，避免过度劳累和压力过大。长期的精神紧张和压力可能导致男性机体内分泌系统紊乱，从而影响精子的生成和质量。因此，男性应学会调整自己的心态，保持轻松愉快的心情。

（7）定期体检:定期进行体检，了解自己的身体状况。如有异常情况，及时就医，避免病情恶化影响生育能力。

19 穿刺取精前后有哪些方面需要注意?

男性穿刺取精，包括附睾穿刺取精和睾丸穿刺取精。为了确保手术的顺利进行和患者的快速恢复，术前的充分准备和术后的细致护理非常重要。

（1）术前准备:手术前一天，务必注意个人卫生，尤其是阴囊部位的彻底清洁。建议洗澡时使用温和的清洁剂，确保阴囊区域无污垢和细菌残留。洗澡后，更换干净的衣物，并穿着紧身内裤，以便术后能够有效压迫止血，减少不适。

（2）术后护理与注意事项：

1）日常护理：术后 3 天内请勿洗澡，以免伤口沾水引起感染；1 周内注意休息，避免过度劳累，为身体提供充足的恢复时间；避免性生活、饮酒、吸烟及进行剧烈运动等，以免对伤口造成刺激或延缓恢复。

2）药物治疗：按医嘱口服抗菌药物，以预防感染。

3）异常情况处理：若术后出现阴囊皮肤发紫、剧烈疼痛或睾丸明显肿大等情况，应立即就医。

第二节 爱你在心口难开之难言之隐——性功能障碍

1 什么是勃起功能障碍，患病率是多少？

勃起功能障碍（ED）是指男性不能持续获得并维持足够的阴茎勃起以完成满意的性生活，是一种常见的性功能障碍问题（图 4-4）。

据统计，我国 40 岁以上男性中，勃起功能障碍的患病率达到了 40.6%，其中随着年龄的增加患病率升高，40～49 岁人群患病率为 18.1%，50～59 岁升至 23.6%，60～69 岁高达 48.4%，而 70 岁以上人群更是达到了 81.6%。因此，随着年纪的增长，勃起能力的自然减退是正常现象，无须因此感到自卑或恐慌。一旦发现此类问题，应及时就医，寻求专业帮助。

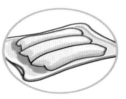
重度 ED
阴茎增大，但不硬

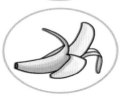
中度 ED
阴茎硬，但硬度不足以插入

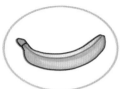
轻度 ED
阴茎硬度足以插入，但不够坚挺

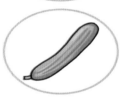
勃起正常
阴茎坚硬，并坚挺

图 4-4 男性勃起功能障碍

2 影响勃起功能的主要危险因素有哪些?

勃起功能障碍的发生受多种危险因素影响:

（1）年龄:随着年龄的增长,男性面临血清雄激素水平降低,这会影响性功能,使勃起功能逐渐下降。

（2）不良生活习惯:如吸烟、酗酒、高脂饮食以及缺乏锻炼,都可能对勃起功能产生负面影响。

（3）疾病因素:糖尿病、前列腺炎和心血管疾病等也是导致勃起功能障碍的重要因素。

3 勃起功能障碍主要分为哪几类?

勃起功能障碍可以分为以下三类:

（1）器质性勃起功能障碍:源于身体物理性、生理性病变或异常。还可进一步细分为血管性、神经性、解剖性和内分泌性勃起功能障碍。自身有导致勃起功能障碍发生的致病因素。

（2）心理性勃起功能障碍:主要由心理因素造成,例如焦虑、抑郁、紧张、夫妻感情不和等,这类障碍其本身器官没有问题,但心理因素影响了勃起功能。

（3）混合型勃起功能障碍:这类障碍同时包含器质性因素和心理性因素。在临床上,此类型最常见。

4 发生勃起功能障碍去医院就诊时,医生会询问哪些问题?

在就诊时,医生会详尽地了解您的性生活史,包括您的勃起状况、性伴侣、性交频率等,并询问是否有基础疾病,如高血压、糖尿病、心脏病等。同时,医生也会关心您的手术和外伤史,以及您是否有长期服用药物的习惯。此外,生活习惯和特殊嗜好也是医生会关注的问题。诚实地向医生提供这些信息将有助于医生更准确地找到病因,并为您制订最适合的治疗方案。

5 发生勃起功能障碍去医院就诊时,医生会安排做哪些相关检查?

因勃起功能障碍去医院就诊时,医生可能会安排一系列相关检查来评估病情和确定病因。这些检查可能包括:

（1）体格检查:医生会进行详细的身体检查,包括观察体型、皮肤状况、神经系统检查和生殖器官的检查,以便排除一些明显的身体异常或疾病。

（2）性功能评估：医生会询问患者在特定情境下的勃起情况，以了解问题的严重性和频率。

（3）实验室检查：包括激素水平（如睾酮）、代谢指标（如血糖、血脂）以及肾功能等，这些指标的异常可能与勃起功能障碍有关。

（4）阴茎超声检查：评估阴茎内的血管情况和血流动力，对于诊断血管性勃起功能障碍有辅助作用。

（5）阴茎海绵体造影：在某些情况下，医生可能还会建议使用这种特殊影像技术来进一步评估阴茎内部的血管结构和功能。

（6）心理评估：由于心理因素在勃起功能障碍中起着重要作用，医生可能会推荐进行心理咨询或评估，以帮助识别和处理相关的心理问题。

6 勃起功能障碍的基础治疗方案包括哪些？

勃起功能障碍的基础治疗方案是一个综合性的过程，需要从多个方面入手进行调整和治疗，包括：

（1）生活方式调整：适度身体锻炼可以全面提高身体功能，增强男性性能力。有氧运动，如游泳、下肢运动、蹲起等，都可以明显改善勃起障碍；建议做到饮食均衡，少吃油腻食物，多吃水果蔬菜，提升身体免疫力；充足睡眠，良好的睡眠习惯对身体健康和性功能都有积极影响；肥胖可能增加勃起功能障碍的风险，因此需要科学控制体重。

（2）基础疾病治疗：如果同时患有糖尿病、心血管疾病或代谢综合征等慢性疾病，需要积极治疗，以降低其对性功能的不利影响。

（3）心理干预：勃起功能障碍的男性可能会出现自卑感、焦虑等心理问题，因此需要心理干预来增强自信心。建议及时寻求男科医生或心理咨询医生的帮助。

（4）戒烟酒：酒精和吸烟都能增加男性勃起障碍的风险。酒精会抑制男性的中枢神经系统，减慢勃起的速度或导致完全不能勃起。而香烟中的尼古丁也会让血管异常收缩，影响血流，从而影响男性性能力。

（5）性伴侣参与：夫妻或伴侣之间应加强沟通，理解和支持彼此。性伴侣的鼓励和参与对于治疗勃起功能障碍至关重要。

（6）性医学教育：加强性医学教育，了解勃起功能障碍的成因、治疗方法和预防措施，有助于患者更好地管理和控制自己的病情。

7 磷酸二酯酶 V 型抑制剂（如西地那非、他达拉非）应当如何服用？

磷酸二酯酶 V 型抑制剂提供了两种服用方式，以适应不同患者的需求：

（1）对于希望持续改善血管内皮功能和阴茎勃起状态的患者：可以选择小剂量的磷酸二酯酶 V 型抑制剂进行长期服用，每天或隔天服用 1 次，尽可能在每天相同时间段服用。

（2）对于性生活较少或由心理因素导致的勃起功能障碍患者：则可以选择按需服用，在性生活开始前 0.5 ~ 1 小时服药，可以有效地达到理想的勃起状态。

8 勃起功能障碍的物理治疗方案有哪些？

勃起功能障碍的非侵入性物理治疗方案有多种，以下是其主要的治疗方案：

（1）真空勃起装置：用于帮助男性实现和维持勃起。它的原理主要是通过创造真空环境来促使阴茎充血，从而达到勃起的效果。

（2）低能量体外冲击波疗法：是利用低能量的体外冲击波来刺激和激活身体的自然愈合过程，从而增加阴茎的血液流量，通过改善血管再生功能来实现这一点。这有助于增强阴茎的勃起能力，提高性生活质量。

（3）低强度脉冲超声：利用低强度的超声波脉冲，刺激阴茎海绵体血管、神经再生，改善海绵体血供，并激活干细胞促进组织分化，从而改善勃起状况。

除了上述物理治疗方案外，还有其他的物理治疗方法，如按摩治疗、超短波透热疗法和矿泉浴等，这些方法也可以有效地促进阴茎部位的血液循环，增强勃起能力。在选择物理治疗方案时，建议在专业医生的指导下进行，以确保安全性和有效性。

9 勃起功能障碍的阴茎海绵体内血管活性药物注射治疗的药物有哪些？

勃起功能障碍的阴茎海绵体内血管活性药物注射治疗常用的药物有前列地尔、罂粟碱、酚妥拉明和血管活性肠肽等。这些药物通过注射到阴茎海绵体内，可以刺激血管平滑肌松弛，增加血液流入阴茎，从而帮助实现勃起。在治疗过程中，建议每周注射次数控制在 3 次以内，若注射后阴茎勃起时间超过 4 小时应当及时就医。这种治疗方法需要在医生的指导下进行，以确保安全和有效。

10 勃起功能障碍是否有手术治疗办法？

当药物治疗和物理治疗等方法均无法达到满意效果时，手术治疗可以作为最后的治疗选择。手术治疗的主要术式是阴茎假体植入术，该手术通过植入阴茎假体来帮助患者实现勃起，从而完成性生活。这些假体可以是半硬性的、可膨胀的或其他类型，它们能够在需要时支撑阴茎勃起，并在不需要时保持柔软。

11 阴茎假体置入术有潜在风险吗？

尽管阴茎假体置入术的满意度高达 85% 以上，但仍存在潜在的并发症风险。主要包括有感染、机械故障、尿道损伤、侵蚀假体穿出阴茎头或阴囊、阴茎长度缩短和粗度变小以及储液囊移位等。因此，在决定接受手术治疗前，要与医生进行充分的沟通，了解手术的风险后再决定是否进行手术治疗。

12 糖尿病会导致勃起功能障碍吗？

糖尿病是一种代谢性疾病，长期的高血糖状态会对患者的血管和神经系统造成损伤，会导致血管壁增厚、管腔狭窄，影响阴茎海绵体的血液供应；同时，高血糖还会损伤神经系统，导致神经传导障碍，使性兴奋性降低。根据研究，约有 50% 的糖尿病患者存在性功能障碍。因此，对于糖尿病患者来说，积极控制血糖、改善生活方式、保持良好的心态等措施对于预防勃起功能障碍具有重要意义。

13 糖尿病性勃起功能障碍在治疗上要注意哪些？

糖尿病导致的男性勃起功能障碍在治疗上要注意以下几点：

（1）将血糖控制在正常范围内，是糖尿病性勃起功能障碍管理的核心所在。

（2）调整生活方式，减轻心理负担，必要时寻求专业心理医生的帮助。

（3）在血糖得到有效控制的基础上，结合勃起功能障碍的药物进行治疗。

14 肥胖会导致勃起功能障碍吗？

肥胖确实会导致勃起功能障碍，以下是几个主要原因：

（1）肥胖男性由于脂肪含量过多，体内脂肪组织的芳香化酶将睾酮转化为雌激素的作用增强，导致机体雌激素水平升高，雄激素水平降低，从而引起性功能低下，出现勃起功能障碍、性欲减退等病症。

（2）肥胖可能导致血脂升高，引起动脉硬化，进而影响阴茎海绵体的正常血供。由于阴茎勃起功能与血管功能密切相关，一旦血管功能降低，勃起也会受到影响。

（3）肥胖男性通常运动少，并且在生活及工作中容易疲倦。这种身体过于疲劳的状态在性交过程中很难达到兴奋状态，从而可能引起勃起功能障碍。

（4）肥胖人群更容易患高血压、糖尿病、高脂血症及冠心病等慢性疾病。这些疾病本身或其治疗过程（如某些药物）也可能导致勃起功能障碍。

15 发生勃起功能障碍时需要"补肾壮阳"吗？

发生勃起功能障碍时，并不一定要采取"补肾壮阳"的方法进行治疗。勃起功能障碍的原因多种多样，包括心理、血管、神经等多种因素。对于 ED 的治疗，应该根据个体情况制定，包括改善生活方式（如戒烟、减肥、增加锻炼）、调整心理状态（如减轻压力、改善焦虑或抑郁症状）、药物治疗（如使用磷酸二酯酶 V 型抑制剂等）以及手术治疗。

"补肾壮阳"适用于某些特定的个体情况，但这需要在专业医生的指导下进行，可结合其他治疗手段综合评估。

16 吃韭菜能否增强勃起功能？

韭菜富含维生素 C、维生素 A、钙、铁、锌等营养成分，适量食用可以对勃起功能起到一定的辅助作用，然而过量食用可能会导致消化不良，不利于身体健康。所以，韭菜不能作为治疗勃起功能障碍的药物，在遇到问题时应遵循医生的建议，采用科学有效的方法。

17 什么是早泄，其患病率有多高？

早泄是一种常见的男性性功能障碍，可根据发生时间和症状分为原发性早泄和继发性早泄两种类型。据数据统计，全球早泄的患病率为 20% ～ 30%。

原发性早泄是指从初次性交开始，就经常或总是在插入阴道后短时间内（少于 1 分钟）发生射精的情况，可能与患者心理、生理、遗传等因素相关。

继发性早泄则是指原先性交正常，但后来出现射精潜伏期明显缩短（少于3分钟），可能与某些疾病、药物或精神因素等导致的性功能减退有关。

18 导致早泄的主要病因有哪些？

早泄由多方因素影响导致的，包括紧张与焦虑、自卑心理、性经验不足、心理疾病等因素，同时也受到生物因素的影响，包括中枢神经系统5-羟色胺神经递质紊乱、阴茎头敏感性过高、遗传变异、勃起功能障碍、前列腺炎和内分泌失调等。此外，性交中断、夫妻关系不和、过度手淫等也可能导致早泄。

19 当怀疑有早泄去医院就诊时，医生会安排哪些相关检查？

当怀疑有早泄去医院就诊时，医生可能会安排以下相关检查来明确诊断：

（1）病情评估与评分表：医生会详细询问您的病情，并填写早泄量表、早泄指数等相关评分表，以评估您的早泄程度。

（2）体格检查：医生会检查您的生殖器，观察是否存在包皮过长、包茎等异常情况，因为这些因素可能导致早泄。还可能会进行神经系统检查，了解是否存在与早泄相关的神经传导问题。

（3）实验室检查：包括抽血查性激素、血清5-羟色胺等，以评估内分泌和神经递质水平是否正常；前列腺液检查等。

（4）其他检查：龟头敏感度检测、影像学检查等。

20 早泄的行为治疗方法有哪些？

早泄的行为治疗包括动-停法和阴茎头挤捏法（图4-5）。

动-停法是指在伴侣的帮助下刺激阴茎，当感到有射精冲动时即示意停止，待冲动消失后重新开始。

阴茎头挤捏法是指在患者即将射精前，伴侣用手轻轻捏挤阴茎头部，以减轻患者的快感并延缓射精。这两种方法都需要在专业人士的指导下进行，以确保安全和有效。

21 早泄的药物治疗主要有哪些？

早泄的药物治疗主要包括以下几类：

（1）5-羟色胺再摄取抑制剂：是治疗早泄的常用药物，通过调节大脑中

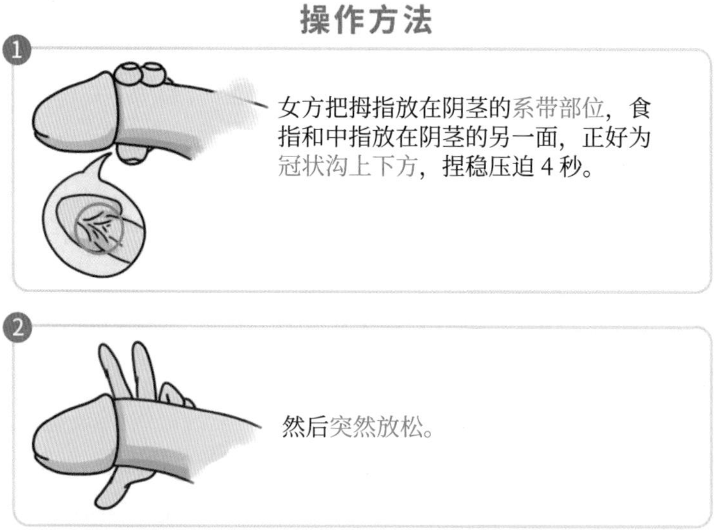

操作方法

1 女方把拇指放在阴茎的系带部位，食指和中指放在阴茎的另一面，正好为冠状沟上下方，捏稳压迫 4 秒。

2 然后突然放松。

图 4-5　阴茎头挤捏法

的 5- 羟色胺水平来延缓射精反应。包括达泊西汀、氟西汀、帕罗西汀和舍曲林等。

（2）局部麻醉药：通过减少阴茎头的敏感度来延长性交时间。包括利多卡因乳膏、凝胶、喷雾剂等。

（3）5 型磷酸二酯酶 V 型抑制剂：对于同时伴有勃起功能障碍的患者，可以联合使用磷酸二酯酶 V 型抑制剂进行治疗，可以明显增加阴茎海绵体平滑肌细胞内鸟苷酸环化酶水平，持续介导阴茎海绵体平滑肌细胞钙内流减少，从而介导阴茎持续勃起胀大。

22 早泄可以手术治疗吗？有风险吗？

早泄可以手术治疗，但手术并不是首选的治疗方法。通常是在其他治疗方法无效的情况下酌情使用，主要包括阴茎背神经选择性切断术、阴茎背神经包埋术、隔离术等。这些手术方式可以减少阴茎、龟头及包皮局部的敏感性，使阴茎、龟头及包皮变得迟钝，从而延长性生活时间，改善早泄症状。手术治疗早泄的风险主要包括麻醉意外、术中出血、术后感染、尿道狭窄、勃起功能障碍等。

23 什么是不射精，原因有哪些?

不射精是指男性在充分的性刺激情况下，阴茎有足够的勃起，并且本人有强烈的射精愿望，但仍然不能射精的现象。可能由精神心理性因素或者器质性因素所导致。

（1）精神心理因素：过分的焦虑紧张、心理压力增加、性心理障碍及某些药物如抗抑郁药和高血压药等都可能影响性功能，导致不射精。

（2）器质性因素：因内分泌功能紊乱、局部病变（阴茎外伤、膀胱颈松弛等）、损伤（脊髓、神经损伤等）、包茎等多种因素，都可能导致个体在性生活中出现不射精的情况。

24 什么是逆行射精?

逆行射精（RE）是指男性在手淫、性生活等刺激下，阴茎可以正常勃起并能达到性高潮，同时伴有射精动作和感觉，但精液并没有从尿道外口流出，而是完全或者部分"走后门"进入膀胱，实验室人员可以从尿液中检出精子。

25 逆行射精的原因是什么?

造成逆行射精的原因主要包括四个方面：

（1）先天性疾病：如先天性膀胱颈部挛缩、先天性脊柱裂、先天性尿道瓣膜或者尿道憩室等疾病，均会引起膀胱括约肌关闭功能不全或者尿道膜阻力增加，进而造成逆行射精。

（2）手术损伤：如膀胱、前列腺、睾丸、结直肠以及脊柱手术，胸腰部交感神经切除术以及其他的盆腔手术，都有可能造成神经根切除或者损伤，特别是脊柱手术可能损害神经系统，使得膀胱颈部关闭功能不全，引起逆行射精。

（3）疾病因素：如脊椎损伤会造成膀胱括约肌交感神经行为中断；患有膀胱结石的人由于长期持续用力排尿，导致膀胱括约肌逐渐丧失收缩功能；患有尿道炎、膀胱炎、糖尿病等疾病也会导致患者慢慢失去排精能力，这些都会增加逆行射精发生的概率。

（4）药物因素：服用抗精神病、抗高血压等药物（如 α- 受体阻滞剂、5α- 还原酶抑制药、抗胆碱能药以及中枢镇痛药等），可能会导致交感神经功能异常，引起逆行射精。

26 逆行射精有哪些危害？

逆行射精的危害包括以下方面：

（1）引起男性不育症：由于精子不能"合法"从尿道口排出，而是"违法"逆行驶入膀胱，所以精子不能顺利进入女性阴道，也就不能和卵子"喜结连理"，对生育造成严重影响。

（2）诱发性功能障碍（如勃起功能障碍、早泄等）和其他疾病：除可能引起勃起功能障碍、早泄外，由于逆行射精的精子会反向流入膀胱中，久而久之会引起某些生殖系统疾病，如前列腺炎、尿道炎、附睾炎等，对此我们需要特别注意。

（3）造成心理疾病：男性在进行性生活时发生逆行射精，可能会引起不同程度的焦虑、自卑和恐慌情绪，使得夫妻感情生活不和谐，无法得到性满足，长时间压抑，严重时引发抑郁症。

27 逆行射精还有机会受孕吗？

逆行射精的患者确实面临生育挑战，因为精液未能按正常途径进入女性体内。然而，即使药物和手术治疗无效，辅助生殖技术仍为这类患者提供了生育的可能。考虑到尿液的酸性环境对精子不利，通过碱化尿液治疗可以改善精子存活环境。在性高潮后收集尿液中的精子，或通过睾丸穿刺获取精子，再进行人工授精或试管婴儿等辅助生殖技术，都是有效的解决方案。因此，大部分逆行射精患者在积极治疗和辅助生殖技术的帮助下，是有机会解决生育问题的。所以，这类患者重要的是及时就医，并在医生的指导下进行正规治疗，不必过于担忧。

第三节　谨"炎"慎行，谢绝男"炎"之隐——生殖系统炎症

1 什么是附睾睾丸炎？

附睾与睾丸是男性生殖系统不可或缺的部分。附睾像是一条精心设计的管道，扮演着连接睾丸和输精管的重要角色，它负责精子的成熟过程，并将成熟的精子顺畅地输送到输精管。睾丸则是男性生殖系统的核心，肩负着产生精子和分泌雄激素的重大责任。附睾睾丸炎是一种男性生殖系统的炎症性疾病，是指附睾和睾丸同时受到细菌、病毒或其他致病因素引起的炎症反应。

2 附睾睾丸炎分为哪几类？

附睾睾丸炎可根据病程长短分为急性、慢性和亚急性三种类型。

（1）急性附睾睾丸炎的病程通常少于6周，若治疗不及时或不当，有可能演变为慢性疾病。

（2）慢性附睾睾丸炎以附睾受累最为常见，病程一般在3个月以上。

（3）亚急性附睾睾丸炎的病程则位于急性和慢性之间，病程为6周到3个月。

3 附睾睾丸炎的常见病因有哪些？

附睾睾丸炎可根据其病因被划分为两大类：

（1）感染性附睾睾丸炎：主要是由细菌、病毒或其他微生物感染所引发。这些病原微生物可能经由尿道侵入尿路，进一步蔓延至附睾和睾丸，导致炎症。常见的感染性病原体包括非特异性细菌（如大肠埃希菌、葡萄球菌、铜绿假单胞菌等）、特异性细菌（如结核菌）、病毒（如流行性腮腺炎病毒），以及性传播疾病的病原体（如淋病奈瑟菌、支原体或衣原体）和真菌。

（2）非感染性附睾睾丸炎：其发病并非由病原微生物直接引发，而是可能源于一些外部的物理性损伤因素，如泌尿生殖道手术或外伤，或者是由内部的身体免疫反应、药物反应等因素所导致。这种类型的炎症，其成因更为复杂多样，包括但不限于损伤性、免疫性和药物性等因素。

4 急性附睾睾丸炎和慢性附睾睾丸炎的主要特征是什么？

急性附睾睾丸炎大多由细菌、支原体、衣原体或病毒等微生物感染引发。患者通常急性发病，阴囊持续疼痛并放射至腹股沟区，还伴有明显触痛、压痛，局部皮肤发红、肿胀、发热。病变发展较快时可出现寒战、高热、乏力等全身症状。

慢性附睾睾丸炎临床表现呈多样化，可有阴囊疼痛、坠胀感，疼痛可放射至下腹部及同侧大腿内侧。体格检查可触及附睾轻度肿大，变硬并有硬结，局部轻压痛，同侧输精管增粗，较急性附睾睾丸炎多见。

5 附睾睾丸炎的主要治疗方式有哪些？

附睾睾丸炎是男性生殖系统常见的疾病，若不及时治疗，可能会对生育能力构成威胁。针对这种病症，主要的治疗方式包括：

（1）调整生活习惯：应避免食用辛辣、刺激性的食物，并戒烟限酒。在患病期间，建议卧床休息，早期可通过冰敷来缓解疼痛和肿胀，后期则可采用热敷以促进血液循环。此外，炎症期间应避免性生活，以免加重病情。

（2）及时就医治疗：医生会根据病情的严重程度，开具抗生素药物进行治疗，常用的抗生素包括头孢类、多西环素、喹诺酮类或大环内酯类等。急性期治疗通常需要 10～14 天，而慢性期治疗则可能需要 2～4 周。同时，非甾体抗炎药也可用于缓解疼痛。

6 流行性腮腺炎性睾丸炎的主要特征是什么？

流行性腮腺炎性睾丸炎是一种由腮腺炎病毒引起的疾病，常见于青春期后的男性群体。据统计，大约 40% 的腮腺炎患者会合并发生睾丸炎。该疾病的标志性症状有：

（1）腮腺的明显肿大（图 4-6）：通常出现在耳垂前下方的区域，其肿胀可能向前后延伸，使得皮肤呈现紧绷状态。

（2）睾丸的肿痛：由于腮腺炎病毒对睾丸的侵袭，会迅速导致睾丸肿胀，而且伴随的疼痛感可能放射至下腹部或阴囊区域。

（3）睾丸受损：腮腺炎病毒对睾丸的攻击会引发内部组织受损和炎症反应，这可能导致睾丸质地变软，甚至出现萎缩。若不及时治疗，这种损害可能对男性的生育能力构成严重威胁，甚至可能导致不育。

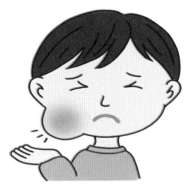

图 4-6 流行性腮腺炎

7 结核性附睾睾丸炎的特征是什么？

结核性附睾睾丸炎是由结核分枝杆菌侵入附睾和睾丸所引发的一种疾病。其主要症状表现为阴囊肿胀，受炎症刺激，阴囊局部可能出现红肿和疼痛，在急性发作期疼痛感会增加。由于结核分枝杆菌的刺激，部分患者还可能会出现全身性的结核症状，如发热、盗汗、消瘦、乏力等。

8 什么是慢性前列腺炎，患病率有多高呢？

慢性前列腺炎是一种涉及多重复杂因素的综合征，主要表现为盆腔区域的疼痛或不适感，并可能伴随尿频、尿急等下尿路症状。可能由病原体感染、炎症、异常的盆底神经肌肉活动和免疫异常等多种因素共同作用引起。该疾病在成年男性中尤为常见，据国内相关报道，患病率为 6% ~ 32.9%。值得注意的是，慢性前列腺炎是所有前列腺炎类型中最为普遍且治疗难度最大的一种，占比高达 90% 以上。

9 慢性前列腺炎的主要危险因素有哪些？

目前，导致慢性前列腺炎的主要危险因素可归为以下几类：

（1）职业因素：长期久坐的职业，如货车司机、上班族等，由于长时间保持固定姿势，容易导致前列腺长期受到压迫，增加患病风险。

（2）环境因素：天气寒冷，可能会影响前列腺的血液循环，从而增加慢性前列腺炎的发病率。

（3）不良生活习惯：饮食不当，偏好辛辣刺激性食物、长期酗酒、憋尿等都可能诱发炎症反应。

（4）不健康的性生活习惯：长期禁欲、过度手淫、刻意控制射精以及性交中断等，都会增加患病风险。

（5）精神心理因素：长期紧张、压力大、熬夜以及焦虑也可能对疾病的发生起到推动作用。

（6）年龄因素：随着年龄的增长，人体各项功能逐渐减退，包括控制排尿和射精的功能，这也可能增加慢性前列腺炎的患病风险。

10 怀疑有前列腺炎去医院就诊时，医生会询问哪些问题？

在就诊过程中，医生会细致地询问您关于疼痛或不适的具体症状，包括下尿路的各种表现，以及是否存在性功能障碍等相关问题。此外，医生还会了解您是否有高血压、糖尿病、甲状腺疾病等慢性病史，以及是否曾接受过泌尿生殖道的手术。同时，还要了解您的生活习惯，如是否有吸烟、饮酒、熬夜、长时间久坐、过度疲劳等。如实告知医生相关信息对于医生的诊断和治疗都非常重要。

11 怀疑有前列腺炎去医院就诊时，医生会安排您哪些相关检查？

当怀疑有前列腺炎去医院就诊时，医生会安排一系列相关的检查以明确诊断。首先，会对泌尿生殖系统进行全面的体格检查，重点观察生殖器，包括阴茎、尿道和睾丸等部位，以判断是否存在感染或其他异常。其次，针对性地安排实验室检查，其中包括尿液检测、前列腺液分析、精液质量评估以及病原微生物的筛查。最后，还通过超声对阴囊、精囊和前列腺等部位进行检查，准确评估前列腺的大小、结构是否正常，并检查是否存在如结石或肿瘤等其他异常，必要时可能会进行其他放射性检查。

12 自身如何阻止慢性前列腺炎的进展？

要阻止慢性前列腺炎的进展，以下是一些有效的自我管理和预防措施：

（1）改善生活习惯对缓解慢性前列腺炎的症状至关重要。长期憋尿、熬夜、大量吸烟、酗酒，以及性生活过度频繁等不良习惯均可能加剧前列腺炎的病情。

（2）进行适度体育活动，能够降低慢性前列腺炎的患病风险。

（3）保持良好的心态对于阻止慢性前列腺炎的进一步发展同样重要。避免过度的紧张和焦虑，保持愉悦的心情，有助于缓解前列腺炎的相关症状。

（4）饮食调整在治疗过程中也不容忽视。保持均衡的饮食，多摄取富含抗氧化成分的食物，例如蔬菜、水果和全谷类等；同时，应减少辛辣和刺激性食物的摄入，以降低对前列腺的不良刺激。

13 慢性前列腺炎的常用药物有哪些？

慢性前列腺炎的治疗通常需要综合考虑患者的具体情况，医生会根据患者的病情和检查结果制订个体化的治疗方案。常用的药物包括以下几类：

（1）抗生素：针对由细菌感染导致的慢性前列腺炎，医生通常会开具抗生素，如左氧氟沙星、环丙沙星等，以杀灭病菌。

（2）α受体阻滞剂：这类药物包括多沙唑嗪、特拉唑嗪、坦索罗辛等，能有效松弛前列腺和膀胱等部位的平滑肌，从而缓解如尿频、尿急等下尿路症状。

（3）非甾体抗炎药：像阿司匹林和对乙酰氨基酚这样的药物，不仅可以减轻炎症反应，还能有效缓解肌肉和关节的疼痛。

（4）植物类药：如锯叶棕果实提取物等，作为辅助治疗手段，可以帮助改善前列腺炎的症状。

14 什么是血精，主要临床症状有哪些？

血精是指在性生活、手淫或遗精时排出的精液中含有血液的现象；可分为肉眼可见的血精和仅在显微镜下能观测到红细胞存在的镜下血精。精液的颜色可能会呈鲜红色、暗红色或咖啡色。大部分患者无明显疼痛感，但仍有少数患者临床表现为射精时的疼痛或阴囊睾丸区域的不适。

15 血精的常见病因有哪些？

血精的病因多种多样，既有疾病因素也有非疾病因素，可以归纳为以下几点：

（1）疾病因素：①精囊炎、前列腺炎、尿道炎、附睾睾丸炎等炎症性疾病由细菌、病毒或其他病原体引起，导致精囊黏膜受到刺激，进而充血、水肿和出血，是血精的常见原因；②精囊癌、睾丸癌、前列腺癌等恶性肿瘤侵犯精囊或射精管道，引起血管破裂和出血也可能导致血精；③精囊结石、射精管结石等结石性疾病刺激或损伤精囊或射精管道，引起出血；④精囊扩张、射精管囊肿、精囊憩室、尿道狭窄、前列腺囊肿等可能导致管腔扩张或囊肿形成，进而引起黏膜血管破裂、出血。

（2）非疾病因素：阴部手术或外伤、骨盆骨折等，可能导致精室血络受损，引起血精。长时间骑车、饮酒过度、纵欲等不良习惯可能引起精囊腺充血，局部抵抗力下降而诱发血精症。

（3）其他因素：前列腺穿刺术、输精管结扎术等医疗操作或手术在某些情况下也可能导致血精。

16 血精的主要治疗方法有哪些？

血精的治疗方法主要依据其病因进行，以下是一些常见的治疗方法：

（1）一般治疗：对于病因不明、年龄小于 40 岁、偶发血精且无相关危险因素的年轻患者，主要以消除患者的顾虑为主；因不当性行为（如过度性生活、手淫、性交中断、长期禁欲）导致的血精，多为自限性，可通过观察和正确的性行为指导进行干预；因创伤（如外伤、医源性损伤）引起的血精，也多为自限性，可观察等待；因药物（如阿司匹林等抗凝血药）引起的血精，停药后一般可自行消失；因原发疾病（如凝血障碍、淋巴瘤、淀粉样变、恶性高血压、慢性肝病等）导致的血精，应针对原发病给予治疗。

（2）药物治疗：当血精症状表现出血量大时，可使用止血药进行止血治疗；对于感染性疾病引起的血精，根据其病原体选用有效的抗生素，多数能获得较好的治疗效果。同时，可使用非甾体抗炎药物减轻局部炎症反应，有助于改善相关症状。

（3）手术治疗：当血精症状是由精囊囊肿、精囊良恶性肿瘤等原因导致时，可能需要外科手术治疗。

（4）生活调整：在治疗期间应注意休息，避免过度劳累；保持良好的生活习惯，忌久坐熬夜、吸烟喝酒，避免长时间憋尿；节制饮食，特别是精囊炎和慢性前列腺炎患者应避免过食辛辣、炙烤之品，少食虾、蟹等肥甘厚腻腥膻之物；加强身体的锻炼，增强抵抗力。

第四节　解锁男性不育病因的金钥匙——男性生殖遗传

1 什么是克氏综合征?

克兰费尔特（Klinefelter）综合征简称克氏综合征，又称先天性精曲小管发育不全，是一种性染色体畸变引起的遗传性疾病。其主要临床表现为男性乳房发育、小睾丸、无精子症以及促性腺激素增高等。此疾病特点在于患者比正常男性多出 1 条 X 染色体，因此也被称为 47，XXY 综合征。

2 关于克氏综合征，有哪些有效的治疗与生育方案?

克氏综合征患者普遍存在的雄激素缺乏问题，青春期后应给予雄激素替代治疗，可以有效促进患者的第二性征发育，如胡须、喉结和体毛的生长，同时也有助于阴茎的正常发育和勃起功能的恢复。这种治疗不仅提升了患者的生理健康，也改善了其生存现状和心理状态。

对于有生育需求的克氏综合征患者，显微取精术为其提供了一个获得精子的有效途径，结合试管婴儿技术，可以帮助患者实现生育愿望。若患者无法通过显微睾丸取精术获得自身精子，也可采用人类精子库的精子进行辅助生育。

3 什么是超雄综合征?

超雄综合征是一种性染色体异常疾病，患者的染色体核型为 47，XYY，即比正常男性多出一条 Y 染色体，但常染色体正常。超雄综合征通常是由于父亲的精子在分裂过程中，Y 染色体没有正常分离所导致的。这种情况在男性新生儿中的发病率为 0.1% ~ 0.4%。

4 什么是性反转综合征?

性反转综合征是一种性别发育异常的遗传性疾病，其特点是染色体核型为 46，XX，即正常女性的染色体组合，却表现出男性的外部特征和生殖器官。该病症的发病率相对较低，为 1/30 000 至 1/20 000。这类患者虽然具有女性（46，XX）的染色体核型，但由于 Y 染色体上控制精子生成的无精子症因子（AZF）

区域全部缺失，导致生精功能受到严重损害。因此，这类患者往往需要借助精子库的精子来进行辅助生育。

5 什么是 Y 染色体微缺失？

Y 染色体微缺失是指 Y 染色体长臂远端上特定区域的基因片段丢失，这个区域被称为无精子症因子（AZF），AZF 的缺失会直接影响睾丸的正常发育、精子的生成以及精子的正常功能，从而导致精子异常、不育甚至性欲减退等问题。

对于 Y 染色体微缺失的患者，由于目前还没有直接针对这种遗传缺陷的治疗方案，医生通常会建议患者采用显微睾丸取精术或供精行辅助生殖技术来实现生育愿望。

6 *CFTR* 基因突变会导致什么？

CFTR 基因突变是指囊性纤维化跨膜传导调节因子基因的变异，会导致一系列严重的健康问题，其中最为突出的是囊性纤维化。这一突变会损害囊性纤维化跨膜传导调节蛋白的功能，直接影响精子运输和钙离子平衡，这对于精子的发育和运动能力至关重要。因此，*CFTR* 基因突变可能导致男性不育问题。

另外，*CFTR* 基因突变还会导致编码的蛋白功能异常或缺失，进而影响细胞膜上氯通道的正常功能。氯通道在调节细胞内外离子平衡和水分转运方面起着重要作用，当氯通道功能受损时，会干扰黏液的正常分泌与清除，导致黏液变黏稠。这种黏稠的分泌物在肺部及其他器官的管道中积累，容易形成堵塞，从而增加感染的风险。

7 雄激素受体（*AR*）基因突变会导致什么？

雄激素受体（*AR*）基因的突变可能导致雄激素不敏感综合征（AIS），因雄激素及其受体在维持男性性征和促进精子生成中起着至关重要的作用，所以 *AR* 基因突变成为影响男性性征发育和生育能力的遗传性疾病。这种疾病会导致男性出现假两性畸形以及不育的问题。

8 什么是染色体易位？

染色体易位是指染色体片段在染色体内部或染色体之间发生的位置交换，这种交换会导致基因位置的改变。这种变化可以分为两种类型：相互易位和罗氏易位。

（1）相互易位：是指两条非同源染色体之间发生片段交换。在相互易位的携带者中，虽然自身的生长发育可能基本正常，但由于其生殖细胞（如精子）中可能携带结构异常的染色体，这些异常的染色体可能伴随着遗传物质的增加或丢失，从而导致生殖问题，如男性不育。

（2）罗氏易位：是一种特殊的易位类型，通常涉及近端着丝粒染色体（如14号和21号染色体）。在罗氏易位中，两条染色体的长臂在着丝粒附近发生断裂，然后相互交换，导致形成一条长臂和一条短臂的染色体。罗氏易位携带者虽然生长发育基本正常，但由于染色体结构的异常，可能导致生精功能障碍等生殖问题。

对于染色体易位携带者，现代医学提供了"第三代试管婴儿"技术作为助孕的选择，在胚胎植入母体前进行遗传学检测，筛选出染色体正常的胚胎进行移植，从而避免遗传疾病的发生。

第五节　挡住"爸"气，"蛋蛋"的忧伤——精索静脉曲张

1 什么是精索静脉曲张？

精索静脉曲张（图4-7）是一种血管病变，指的是精索内蔓状静脉丛的异常扩张、伸长与迂曲，可导致同侧腹股沟、阴囊及其内容物的疼痛与不适感，严重时会逐步削弱睾丸的生精功能，是男性不育的常见原因之一。

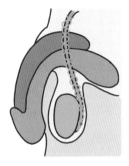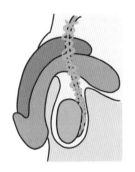

正常　　　　　　　　精索静脉曲张

图4-7　精索静脉曲张

2 精索静脉曲张与哪些因素有关？

精索静脉曲张的发生与多种因素有关：

（1）特殊性：精索静脉曲张好发于左侧，其发生率占 77% ~ 92%，因左侧精索静脉相对较长、静脉与输精管之间的角度较小，容易发生静脉血液回流受阻。

（2）年龄因素：精索静脉曲张的发生与年龄有关，随着年龄、身高的增长、睾酮水平的升高以及静脉瓣功能不全可能导致精索静脉曲张的发生。

（3）体质因素：高瘦体质人群因脂肪含量较少，阴囊部位的脂肪层较薄，血管容易受到压迫，更容易发生精索静脉曲张。

3 精索静脉曲张的主要病因有哪些？

精索静脉曲张的病因涉及生理、解剖、静脉瓣功能等多方面，分为原发性和继发性两种。

（1）原发性精索静脉曲张的主要病因：静脉瓣膜功能异常导致的血液回流受阻或逆流；精索静脉壁及周围结缔组织薄弱，如筋膜缺失或松弛，提睾肌发育不良；以及左侧精索静脉特有的直角回流结构和可能受到的乙状结肠压迫，使得左侧精索静脉曲张更为常见。

（2）继发性精索静脉曲张的主要病因：肿瘤压迫（如腹腔、腹膜后或肾肿瘤）导致精索静脉血液回流受阻；肾积水或肾静脉、下腔静脉内癌栓阻碍静脉回流；以及异位血管对精索静脉的压迫，干扰其正常回流。

4 精索静脉曲张为什么会导致男性不育？

精索静脉曲张导致男性不育的原因包括：

（1）精索静脉曲张会使睾丸无法有效地排出热量，导致睾丸温度升高，过高的温度会影响精子的产生。精索静脉曲张还可能引发静脉血液淤滞，从而使得静脉压升高，妨碍睾丸的正常新陈代谢。

（2）精索静脉曲张会导致精索内静脉和静脉丛的血液积聚，阻碍血液回流，造成睾丸局部缺氧、pH 值改变和乳酸积聚，进而干扰正常的睾丸代谢，影响精子的生成。因精索静脉曲张，左肾静脉的血液可能逆流进入左精索内静脉，将肾上腺的代谢产物（如皮质醇、儿茶酚胺、前列腺素等）以及毒性代谢产物带入睾丸，这些物质对睾丸组织有损害，会严重影响精子的活性。

（3）精索静脉曲张还可能对睾丸间质细胞造成损伤，从而影响睾酮的分泌，即使在有生育功能的精索静脉曲张患者中，也可能存在轻度的睾丸损伤。

5 精索静脉曲张疼痛的特征是什么？

精索静脉曲张疼痛的特征主要有以下情况：

（1）阴囊胀痛：精索静脉曲张可能导致阴囊处血液循环受影响，出现胀痛感。

（2）阴囊下坠感和沉重感：随着病情发展，阴囊处皮肤组织可能松弛，影响睾丸正常代谢，产生下坠和沉重的感觉。

（3）阴囊肿胀：阴囊处皮肤组织可能发生变性，表现为皮肤发红、发紫，严重时甚至可能导致阴囊破裂。

（4）疼痛加重与缓解：患者站立时间过久或走路过久时，疼痛可能加重；而在平卧休息时，疼痛通常会得到缓解。

6 精索静脉曲张的主要治疗方法有哪些？

当精索静脉曲张出现时，个人应特别注意戒烟限酒，避免进行可能增加腹压的运动，如仰卧起坐、俯卧撑、深蹲等，以减少对精索静脉的压力。还可以使用阴囊托带托起阴囊或通过局部冷敷的方式，减轻疼痛和坠胀感。对于轻度症状，七叶皂苷类或黄酮类药物具有抗炎、抗渗出、保护静脉壁的胶原纤维作用，可以逐步恢复静脉管壁的弹性和收缩功能。若疼痛明显，非甾体抗炎药可有效缓解疼痛。然而，对于症状较严重或药物治疗效果不佳的患者，手术治疗通常是最有效的解决方案。手术不仅能显著改善精液质量，还能迅速缓解疼痛，帮助患者恢复健康。

第六节　寻找迷失的"蛋蛋"——隐睾

1 什么是隐睾？

在正常的生理发育过程中，睾丸会自然下降至阴囊内。然而，若这一过程未能发生或未完全发生，即睾丸没有下降或下降不全，就会导致阴囊内没有睾丸，或者仅有一侧阴囊内有睾丸，这种情况被称为隐睾（图4-8）。

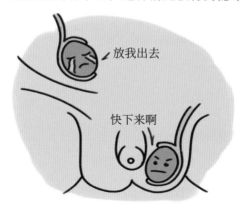

放我出去

快下来啊

图 4-8 隐睾

2 隐睾的患病率有多高？

足月男婴中隐睾的发生率为4%左右，然而，在早产儿中这一发病率显著上升，可高达30%。不过，随着年龄的增长，大部分出生时存在隐睾的患儿，睾丸可能会自行下降至正常位置。到1周岁时，隐睾的发生率已低至1%，而在成年人中，隐睾的发生率为约0.3%。

3 隐睾的主要临床表现有哪些？

隐睾的主要临床表现包括患侧阴囊形态扁平，皮肤皱襞明显减少，触感空虚。在触诊时，无法触及睾丸的存在。这些表现是隐睾的典型临床特征，一旦发现，建议及时就医以进行准确诊断和相应治疗。

4 隐睾的主要治疗方法有哪些？

目前，手术治疗（即睾丸下降固定术）被视为隐睾治疗的首选方法。手术的主要目的是恢复睾丸至其正常的生理位置，改善其功能，并降低未来发生恶性变的潜在风险。为了确保最佳治疗效果，建议在12月龄前完成手术。

第七节　长而不露，不可忽视的"隐疾"——包茎和包皮过长

1 什么是包茎和包皮过长？

包茎，即包皮口狭窄或包皮与阴茎头粘连，使得包皮无法上翻以暴露阴茎头。其可以分为生理性包茎和病理性包茎两种。

包皮过长是指在阴茎非勃起的状态下，包皮完全覆盖住阴茎头和尿道口，但仍能通过上翻包皮来暴露阴茎头。

2 包茎和包皮过长对成年男性有哪些影响？

包茎和包皮过长容易积聚包皮垢，可能引起感染，出现异味、白色分泌物及疼痛等情况。部分患者可能会遇到包皮与阴茎头粘连、包皮口狭窄、包皮嵌顿等问题，甚至可能出现珍珠样丘疹，这些症状不仅会对性功能造成不良影响，还可能增加男性罹患阴茎癌的风险。

3 成年人包茎和包皮过长，一定要做手术吗？

对于成年人包茎和包皮过长是否一定要做手术的问题，不能一概而论，需要根据具体情况来判断：

（1）包茎：建议行包皮环切手术。长时间包茎导致包皮不能翻转，龟头和冠状沟得不到及时、彻底的清洗，可能会形成包皮垢，引发炎症；包皮紧紧包裹龟头，可能造成排尿困难，还可能导致性交障碍，影响夫妻关系等。

（2）包皮过长：是否需要做手术则要看具体的情况。①如果包皮容易上翻，且不会影响正常的性生活，同时患者自身没有出现任何不适的感觉，可以不进行手术。但一定要做好阴茎的卫生护理，避免包皮垢堆积，每天使用温水清洗包皮部位，保持清洁卫生，减少细菌滋生。②如果包皮过长且不容易上翻，影响到性生活，或者反复出现感染、炎症等问题，建议尽早进行手术治疗。

4 包皮环切术后需要注意哪些？

目前，大部分医院使用缝合器来进行包皮环切术。包皮环切术后，患者

需在医院短暂留观 30 分钟，以便医生评估阴茎头血运并调整弹力绷带紧度。术后 48 ~ 72 小时内须前往医院换药，确保伤口清洁并促进愈合。缝合钉通常在 1 ~ 3 周内自然脱落，如 45 天未脱落需就医拆除。

术后 1 周可恢复淋浴与日常活动，但 6 周内避免性生活以防伤口裂开。建议选择宽松、透气的棉质内裤，减少久坐久站，以促进伤口愈合。

第八节 小小硬块，幸福路上的绊脚石——阴茎硬结症

1 什么是阴茎硬结症？

阴茎硬结症（图 4-9），又称佩伦涅（Peyronie）病，是一种以阴茎白膜形成纤维样、非顺应性硬结为特征的阴茎疾病，又称为阴茎纤维性海绵体炎或者海绵体纤维化。此病症可能导致阴茎背侧或外侧出现单个或多个具有清晰边界的斑块或硬结。勃起时，患者可能会感到疼痛，并出现阴茎弯曲畸形，进而对性生活产生不良影响。

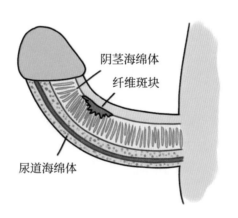

图 4-9　阴茎硬结症

2 发生阴茎硬结症的主要危险因素有哪些？

阴茎硬结症的主要危险因素涵盖多个方面，既包括病理性因素如外伤和尿道感染，也涉及一系列慢性代谢性疾病，例如糖尿病、痛风、高血压以及

高脂血症。值得注意的是，吸烟也被认为是导致该病症发生的一个重要风险因素。这些多元化的危险因素共同影响着阴茎硬结症的发病概率，需要在日常生活中多加留意和预防。

3 阴茎硬结症的主要临床症状有哪些？

阴茎硬结症的主要临床症状包括：阴茎上会出现大小各异、数量不等的硬结，这些硬结有可能导致阴茎发生弯曲、畸形，甚至引发疼痛。多数患者在阴茎勃起时会有显著的疼痛感，阴茎通常会向背侧弯曲，出现畸形。此外，这种病症还可能会引发勃起功能障碍，从而大大降低患者的性生活质量。

4 怀疑患有阴茎硬结症就诊时，医生会询问哪些问题？会做哪些检查？

在就诊过程中，医生会详细询问病程、阴茎疼痛状况及对性生活的影响等情况。完成问诊后，医生将检查阴茎的外观，包括皮肤颜色、质地、有无肿块或异常凸起，并评估阴茎的弯曲程度，会安排进行血常规、尿常规、血糖、血脂、尿酸等检查，此外还会利用B超检查来观察阴茎内部的组织结构，特别是阴茎海绵体的情况，有助于确诊阴茎硬结症及其严重程度。

5 阴茎硬结症常见的治疗方法有哪些？

阴茎硬结症的治疗方法主要包括药物治疗、局部注射治疗和手术治疗：

（1）药物治疗：在医生的指导下使用相关药物，如维生素E、秋水仙碱、他莫昔芬等，有助于调节身体、减少胶原蛋白的合成或抑制成纤维细胞增殖等。

（2）局部注射治疗：对于局部硬结区域，可采用局部注射治疗。常用的注射药物包括干扰素、维拉帕米等，能够直接作用于病变部位，有助于缩小硬结、改善阴茎弯曲和缓解疼痛等症状。

（3）手术治疗：当药物治疗和局部注射治疗效果不佳时，可以考虑手术治疗。手术方式有多种，如白膜缩短术、白膜折叠术、斑块切开补片移植术等。其目的是修复受损组织、改善阴茎功能进而提高生活质量。

参考文献

[1] 韩婷婷, 于慧君, 冯娜, 等. 新鲜周期移植优质胚胎数量对妊娠结局的影响 [J]. 生殖医学杂志, 2019,28(8):906–910.

[2] 穆鑫, 张娜, 王婷, 等. 影响高龄女性 IVF-ET 新鲜周期临床妊娠结局的多因素分析 [J]. 生殖医学杂志, 2020,29(3):336–343.

[3] 王治国. 诊室中的人文关怀：医务社工的诊疗服务 [J]. 中国医学人文, 2022,8(5):18–22.

[4] 端淑华. 孕前检查对优生优育的影响分析 [J]. 实用妇科内分泌电子杂志, 2020,7(18):38–39.

[5] 张灵芝, 汪蕾, 郑沛洋, 等. 体外受精 – 胚胎移植女性药物促排卵过程中应用优质护理的效果观察 [J]. 中国药物滥用防治杂志, 2024,30(4):753–756.

[6] 樊高远. 试管婴儿未成功，冷冻胚胎归谁所有？ [N]. 人民法院报, 2024–02–20(003).

[7] 陈霞. 试管婴儿胚胎不着床是啥原因 [N]. 甘肃科技报, 2024–02–01(005).

[8] 苏茜. 试管婴儿取卵术及胚胎移植术的护理要点分析 [J]. 中国医药指南, 2018,16(34):279.

[9] 刘双, 赵旸朋, 孟庆艳, 等. 肥胖对女性生育力及辅助生殖技术结局的影响 [J]. 生殖医学杂志, 2023,32(10):1597–1602.

[10] 黄国宁，刘东云，韩伟.辅助生殖技术实验室的建设及其质量控制[J].中国实用妇科与产科杂志,2010,26(10):755-758.

[11] 张洲，杨杰，孙莹璞，等.自身精子冷冻保存的中国专家共识[J].生殖医学杂志,2023,32(3):316-322.

[12] 孙青，黄国宁，孙海翔，等.胚胎实验室关键指标质控专家共识[J].生殖医学杂志,2018,27(9):836-851.

[13] 中华医学会生殖医学会第一届实验室学组.人类体外受精-胚胎移植实验室操作专家共识(2016)[J].生殖医学杂志,2017,26(1):1-8.

[14] 黄国宁，孙海翔.体外受精-胚胎移植实验室技术[M].北京：人民卫生出版社，2012：168.

[15] 中国医师协会生殖医学专业委员会.卵胞质内单精子注射（ICSI）技术中国专家共识（2023年）[J].中华生殖与避孕杂志,2023,43(7):659-669.

[16] 董娟，夏梦，马龙，等.不同时间行早期补救ICSI在IVF完全受精失败周期中的临床结局[J].生殖医学杂志,2021,30(4):436-440.

[17] 李宏军，洪锴，李铮，等.男性不育诊疗指南[J].中华男科学杂志,2022,28(1):66-76.

[18] 李芸，郑赛赛，李承功.李承功治疗男科经验撷菁[J].中国中医药现代远程教育，2023,21(16):60-63.

[19] 张思州，徐世田，潘俊呈，等.经尿道柱状水囊前列腺扩裂术对良性前列腺增生症患者尿道功能及性功能的影响[J].中国当代医药,2021,28(13):112-115.

[20] 张红生.两种前列腺微创腔内术式对良性前列腺增生患者术后性功能影响研究[D].南昌：南昌大学,2020.

[21] 孙国海，汪珣，韩友峰，等.2568例勃起功能障碍患者阴茎海绵体动脉血流分析[J].中华男科学杂志，2023,29(5):436-440.

[22] 吴若萌，王开振，张太君.早泄中西医治疗研究进展[J].实用中西医结合临床,2023,23(18):120-124.

[23] 梁晓燕，李晶洁.生育力保存中国专家共识中华医学会生殖医学分会[J].生殖医学杂志,2021,30(9):1129-1134.

图书在版编目（CIP）数据

试管婴儿 365 问 / 刘丹，王道，王琴主编. -- 长沙 ：
湖南科学技术出版社，2024. 9. -- ISBN 978-7-5710-3241-8

Ⅰ．R321-33

中国国家版本馆 CIP 数据核字第 2024U5T287 号

SHIGUAN YING'ER 365 WEN

试管婴儿 365 问

主　　编：刘 丹 王 道 王 琴
出 版 人：潘晓山
责任编辑：王 李
出版发行：湖南科学技术出版社
社　　址：长沙市芙蓉中路一段 416 号泊富国际金融中心
网　　址：http://www.hnstp.com
湖南科学技术出版社天猫旗舰店网址：
　　　　　http://hnkjcbs.tmall.com
邮购联系：0731-84375808
印　　刷：湖南省众鑫印务有限公司
　　　　　（印装质量问题请直接与本厂联系）
厂　　址：湖南省长沙市长沙县榔梨街道梨江大道 20 号
邮　　编：410100
版　　次：2024 年 9 月第 1 版
印　　次：2024 年 9 月第 1 次印刷
开　　本：710 mm×1000 mm　1/16
印　　张：11
字　　数：174 千字
书　　号：ISBN 978-7-5710-3241-8
定　　价：69.00 元